·四川大学精品立项教材·

性·行为与健康

SEXUAL BEHAVIOR AND HEALTH

主　编　周　欢
副主编　刘巧兰
编　者　刘巧兰　罗碧如　杨　洋
　　　　周　欢　周峻民

四川大学出版社

责任编辑:朱辅华
责任校对:周　艳
封面设计:墨创文化
责任印制:王　炜

图书在版编目(CIP)数据

性·行为与健康 / 周欢主编. —成都: 四川大学出版社, 2018.7
ISBN 978-7-5690-2060-1

Ⅰ.①性… Ⅱ.①周… Ⅲ.①性教育②健康教育 Ⅳ.①R167②R193

中国版本图书馆 CIP 数据核字 (2018) 第 158179 号

书名 **性·行为与健康**
XING·XINGWEI YU JIANKANG

主　　编　周　欢
出　　版　四川大学出版社
地　　址　成都市一环路南一段 24 号 (610065)
发　　行　四川大学出版社
书　　号　ISBN 978-7-5690-2060-1
印　　刷　郫县犀浦印刷厂
成品尺寸　185 mm×260 mm
印　　张　10
字　　数　237 千字
版　　次　2018 年 8 月第 1 版
印　　次　2018 年 8 月第 1 次印刷
定　　价　28.00 元

◆读者邮购本书,请与本社发行科联系。
电话:(028)85408408/(028)85401670/
(028)85408023　邮政编码:610065
◆本社图书如有印装质量问题,请
寄回出版社调换。
◆网址:http://www.scupress.net

前　言

性，存在于我们每个人的生活之中。在多元文化的时代背景下，处于性活跃期的大学生，急需科学的性相关健康知识的普及教育。

性既是一种生理现象，也是一种社会现象。本书在多学科编者的共同努力下，对性生理、性心理、性的表达、性行为、性与社会、性与健康、性与艾滋病、生命的孕育以及性强迫等多个方面进行了详细的介绍，旨在帮助大学生群体从生理、心理与社会多个视角来正确认识性及相关的行为与健康知识，树立正确的性观念，掌握科学的性生理与保健知识，正确认识、处理和完善性相关行为，增进个人幸福，促进家庭和睦，实现优生优育；了解艾滋病以及其他性传播疾病的传播途径，坚持安全性行为，预防和控制艾滋病及其他性传播疾病的发生。

在本书的编写过程中，各位编者以及四川大学出版社的朱辅华编辑给予了我极大的信任和支持，在此一并致以衷心的感谢。

本书包含的内容较为丰富，不仅可以作为大学生文化素质公选课教材，同时也适用于从事该领域的研究工作者、教师、社会工作者以及研究生进行学习和参考。

限于作者的知识、水平与经验，本书难免有不妥之处，诚恳希望各位读者不吝赐教，以利今后完善。

周　欢

2018 年 3 月

目　录

第一章　性生理

【本章提要】

- 性生理，即男性和女性生殖系统的结构及生理功能，是了解性相关行为与健康主题最基础的知识。
- 本章的核心内容是生殖系统的解剖及生理。乳房作为女性重要的第二性征，其结构和生理功能及其卫生保健也将在本章重点介绍。

俗话说："男女有别。"你是否记得，自己在孩童时期是如何辨别男孩和女孩的？在初中和高中时期，你发现男生和女生分别发生了什么样的变化？本章将介绍性生理部分，包括男性生殖系统的解剖生理、女性生殖系统的解剖生理以及乳房卫生，帮助了解男性与女性在不同时期生长发育的特点，熟悉男性与女性常见的卫生问题，正确看待两性的差别，并学会保护自己的身体。

第一节　男性生殖系统的解剖及生理

一、男性生殖系统的结构和功能

男性生殖系统包括内生殖器、外生殖器和尿道，其中内生殖器包括睾丸、生殖管道（附睾、输精管和射精管）和附性腺［尿道球腺、前列腺和精囊（精囊腺）］，外生殖器包括阴茎和阴囊（图1-1）。男性尿道一部分位于内生殖器，一部分位于外生殖器，包括尿道海绵体部、膜部和前列腺部。

（一）男性内生殖器

1. 睾丸

睾丸悬挂在阴茎后面的阴囊内，左、右各一，通常左侧略低于右侧。睾丸呈微扁椭圆形，表面光滑，分前后缘、上下端和内外侧面。睾丸前缘游离，后缘与附睾和输精管睾丸部相连接，并且有血管、神经和淋巴管分布。上端被附睾头遮盖，下端游离。内侧面与阴囊中隔相依，比较平坦；外侧面与阴囊壁相贴，并隆凸。

睾丸内含有卷曲紧密的精细管，每秒钟可以产生成千上万个精子。精子与女性的卵子结合而成为受精卵，是繁殖后代的重要物质基础。

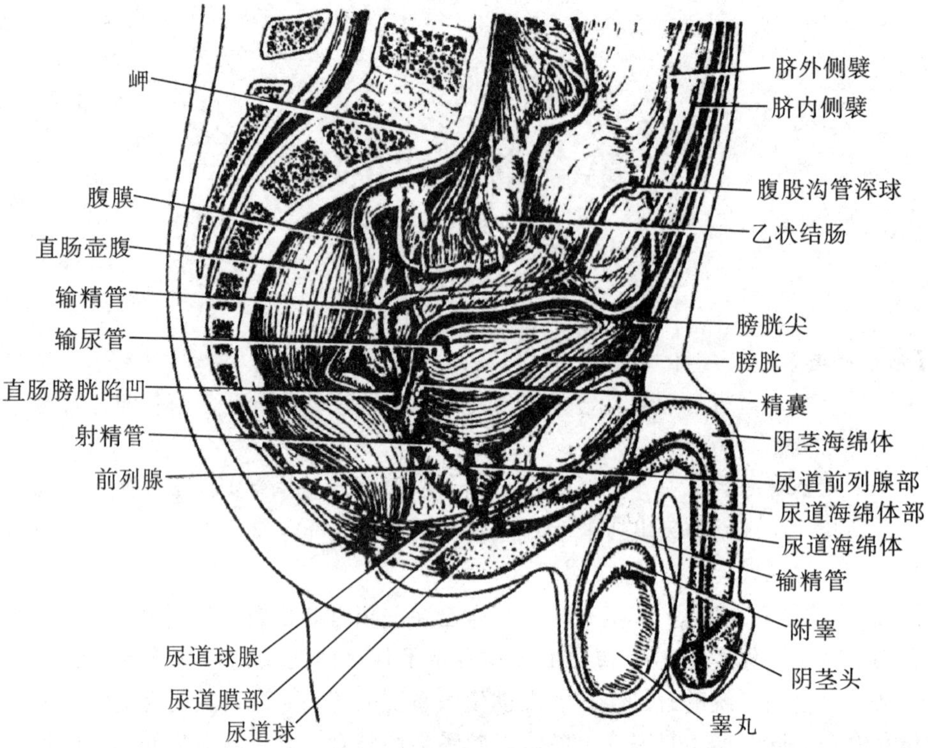

图1-1 男性生殖系统

（图源：柏树令主编《系统解剖学》第7版，人民卫生出版社，2008。）

睾丸还兼有分泌雄激素（又称雄性激素，主要是睾酮）的功能，雄激素是维持男性青春期发育的重要物质。

成人睾丸重10～15 g。新生儿的睾丸相对较大，在性成熟期前生长较慢，之后会随着性成熟而迅速生长。老年人的睾丸随性功能的衰退而萎缩变小。

2. 附睾

附睾附着于睾丸外后方，为细长扁圆的生殖器官，形似一个逗号，具有重吸收和分泌作用，为精子的成熟、储存和处理等提供适宜的内环境。附睾主要由附睾管构成，具体由精曲小管（曲细精管）汇合在一起形成，即由长约610 cm的小管迂回盘曲而成。

附睾分为头、体、尾三部分，附睾头在上，附睾体居中，附睾尾在下。附睾头与睾丸的输出小管相连，附睾尾移行与输精管相连。

附睾的主要生理功能为营养精子、促进精子发育成熟、暂时存储精子和输送精子。精子主要在附睾内获得受精能力，在附睾头部和体部成熟后，逐渐移向附睾尾部，并在附睾尾部进行储存，最终将精子从附睾尾部输送至输精管。

睾丸、附睾的结构及排精路径如图1-2所示。

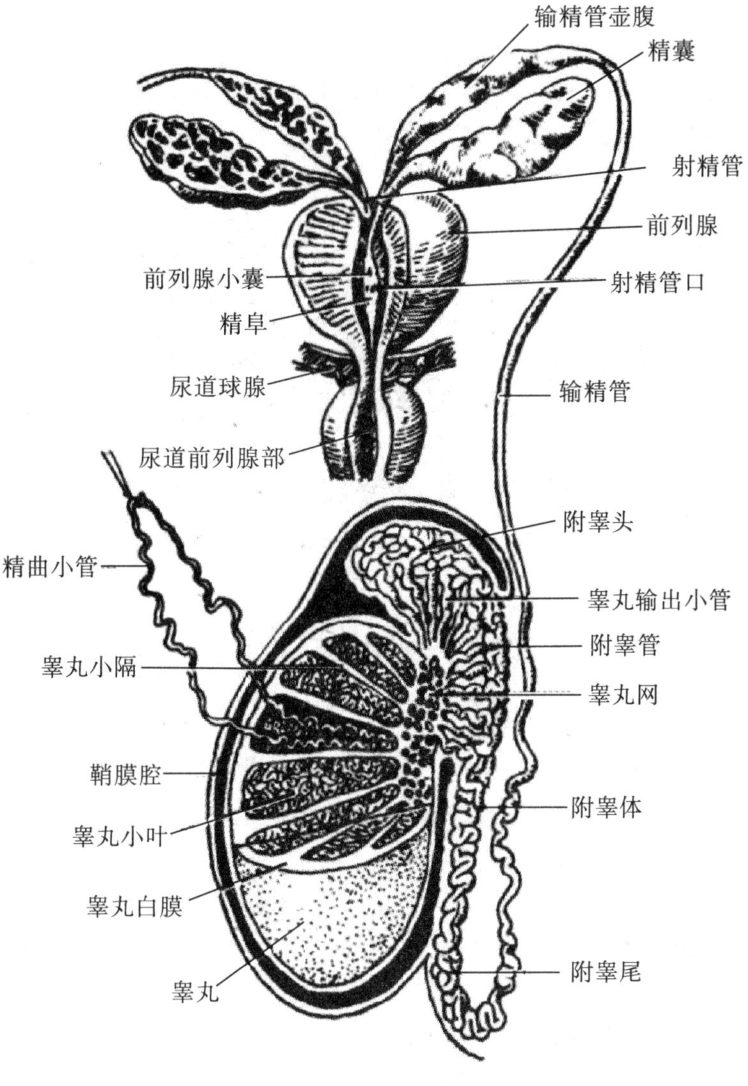

图 1－2　睾丸、附睾的结构及排精路径

（图源：王兴海、原林主编《人体解剖学图谱》，人民卫生出版社，2009。）

3. 输精管与射精管

输精管是一条延伸至腹腔的管道。起自附睾尾部，是附睾管的连续部分，经过阴囊、腹股沟管、盆腔、前列腺开口于精阜，经输尿管前内侧进入前列腺。

输精管的管壁分为三层：黏膜、肌层、外膜。黏膜上皮具有分泌功能，管壁肌层发达，硬度高，因此触诊如绳状感；肌层的强有力收缩，有利于精子的排出；外膜为纤维膜，富有血管、神经。

输精管负责把精子从睾丸运输至尿道以供射精，是把精子从附睾输送到尿道前列腺部的通道。精子从睾丸产生，借助生精小管收缩，进入睾丸输出小管，此处输出小管通过上皮纤毛运动将精子输入附睾部位，使精子进入功能上的成熟过程。射精时，精子通过输精管的协调收缩，从输精管进入尿道前列腺部。

在精囊上方，输精管形成梭形膨大，称为输精管壶腹，壶腹末端逐渐变细，与精囊的排泄管以锐角形式汇合后组成射精管进入前列腺，如图 1－3 所示。

射精管在前列腺内，是与输精管相连接的两条管道，由输精管的末端与精囊的排泄管汇合而成，长约 2 cm，向前下穿前列腺实质，开口于尿道的前列腺部。

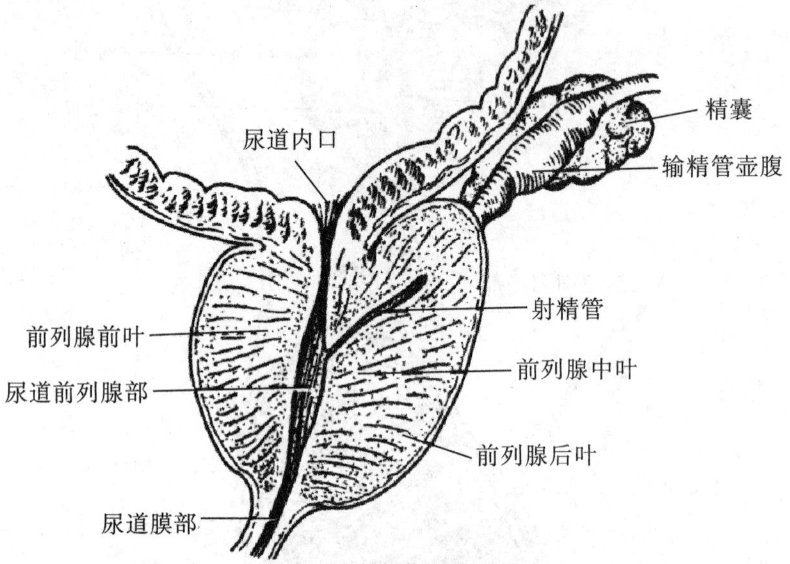

图 1－3　前列腺和射精管

（图源：王兴海、原林主编《人体解剖学图谱》，人民卫生出版社，2009。）

4. 尿道球腺

尿道球腺又称考伯腺，位于前列腺下方，尿道球后上方，尿道膜部后外侧。经由细小的管道与尿道相连，左右成对，形似豌豆大小的黄褐色球形腺体。每个腺体有一根排泄管，向前下方穿过尿道球，开口于尿道壶腹的后壁。

尿道球腺分泌物是男性在射精前分泌出的一种清亮、黏稠的碱性黏液，是男性最初射出的精液的主要组成成分，其功能是润滑尿道，而且可刺激精子活动。

5. 前列腺

前列腺是位于膀胱颈与尿生殖隔膜之间的一个实质性器官。位于盆腔内膀胱下方，包绕后尿道，由腺组织和肌组织构成，是男性生殖系统中最大的附属性腺。前列腺类似倒置的栗子，底部朝上，质地坚实，富有弹性。

前列腺分为五叶：前叶、中叶、后叶和两侧叶。前叶很小，位于尿道前方和左、右侧叶之间；中叶呈楔形，位于尿道和射精管之间；左、右侧叶分别位于尿道、中叶和前叶的两侧。老年人因性激素平衡失调，前列腺结缔组织增生引起的前列腺肥大，常发生在中叶和侧叶，易压迫尿道，造成排尿困难甚至尿潴留。后叶位于中叶和两侧叶的后方，是前列腺肿瘤的易发部位。青壮年时期的前列腺直径为 3～4 cm，老年时则逐渐退化。

前列腺的主要功能为分泌前列腺液，营养精子，并参与精液的组成。在射出的精液中有 30％～50％的成分由前列腺产生。前列腺液为精子提供适宜的环境，让精子能自由地游动，为精子进入女性子宫并与卵子结合创造必要条件。除此之外，前列腺还可分泌多种酶及营养元素，如胆固醇、氨基酸、镁、钙等。

6. 精囊

精囊又称精囊腺，是位于输精管壶腹的外侧、前列腺底后上方的两个腺体，是一对呈椭圆状的囊性器官。精囊上端膨大，下端渐细并进入前列腺后延续为排泄管，与输精管末端汇合形成射精管，开口于精阜。精囊不是存储精子的器官，而是参与分泌精液的另一个主要器官。

精囊在新生儿时期较小，呈短棒状，表面光滑；至性成熟期即迅速增大形成囊状；老年期则由于性功能减退而逐渐缩小，囊壁变薄。

精囊的分泌物是一种白色或淡黄色的具有黏性的碱性液体，在人射出的精液中，有50%～80%来自精囊。此外，精囊还能分泌蛋白酶、电解质等。

（二）男性外生殖器

1. 阴茎

阴茎是男性排尿、排精的主要器官，是精液和尿液的共同通路，也是具有勃起功能的男性性器官。

阴茎是外生殖器的主体，是呈圆柱形海绵样的器官，由两条位于背侧的阴茎海绵体、一条位于腹侧的尿道海绵体、外包筋膜和皮肤构成。每条海绵体外包有致密结缔组织形成的白膜，三条海绵体外被共有的阴茎筋膜包裹，阴茎勃起时，白膜与筋膜起重要作用。

阴茎分为阴茎头、阴茎体和阴茎根三部分。阴茎头部（又称龟头）最前端为尿道外口，是男性尿液和精液排出体外的共同出口；除阴茎头以外的阴茎可视部分称为阴茎体，充血后阴茎变硬而勃起的主要变化也在此部分；阴茎头部与体部交接的缩窄处称为冠状沟，此处有丰富的血管和神经，为性刺激最敏感的部位。皮肤在阴茎颈前方形成双层的环形皱襞，即阴茎包皮。阴茎根部在阴茎后端的阴囊与会阴部皮肤的深面，是阴茎的起点。

2. 阴囊

阴囊是位于阴茎下方的松弛皮肤囊袋，薄而柔软，皱襞很多。阴囊有色素沉着，呈褐色，中间存在一个隔障，将其分为左右两室，每个室内有睾丸、附睾和精索。

阴囊的主要功能是调节睾丸的温度，以适合精子的生长。阴囊对外界温度很敏感，富有伸展性，阴囊皮肤收缩或松弛可调节阴囊和睾丸的温度比体内低 2 ℃，以保证精子的产生和生长发育。阴囊的另一个功能是缓冲外部撞击，保护睾丸和附睾，使其避免受到损伤。

3. 男性尿道

男性尿道起自膀胱的尿道内口，穿过海绵体，到达阴茎末端，并开口连通体外，止于阴茎头的尿道外口。对男性而言，尿道是运输尿液和精液的通道，兼有排尿、排精功能。

成年男性尿道长 16～22 cm，管径平均 5～7 cm，分为前列腺部、膜部和海绵体部三部分。前列腺部为尿道穿过前列腺的部分，长约 3 cm，管腔最宽；膜部为尿道穿过尿生殖膈的部分，长约 1.5 cm，管腔最窄，是男性尿道中最短的部分，膜部周围有尿道外括约肌（膜部括约肌）环绕，有控制排尿的作用；海绵体部为尿道穿过尿道海绵体的部分，长 12～17 cm，是男性尿道三部分中最长的一段，临床上称为前尿道。

由于尿道口在阴茎的末端，因此容易受到损伤和感染。如果尿道口周围敏感黏膜受到擦伤，便无法阻止感染性微生物的进入，易产生不同程度的炎症。如微生物逆行引起膀胱炎，会出现尿频、尿急、尿痛症状。还可能继发前列腺炎等疾病。因此，若尿道口损伤或感染，应及时治疗并按医嘱服药。在性行为过程中应正确使用安全套，建立保护这一易感染部位和隔开具有感染性的分泌物或其他物质的屏障。

二、男性青春期性发育

（一）性成熟的概念

性成熟是指生殖器官的成熟，该过程主要发生在青春期。这个阶段，机体在诸多方面均发生显著性变化，如生长发育、内分泌功能、代谢功能及心理状态。性成熟发育期没有严格的年龄界限，一般在 10～14 岁，持续 2～4 年，长则 5～6 年，具体时间因人而异。对青春期的男女两性来说，均存在其各自到达性成熟阶段的标志。男性性成熟的特殊标志为第一次遗精，往往为梦遗，通常发生在 13～15 岁。

（二）男性性成熟

男性性成熟会经历五个时期。

第一个时期为 10 岁之前，睾丸容积仅有 1～3 ml，第二性征不明显。

第二个时期一般出现在 10～11 岁，男性睾丸和阴囊的体积变大、颜色变深，睾丸开始产生激素和精子。

第三个时期为 12～13 岁，阴毛出现，阴毛由少到多、变黑、变粗、卷曲，同时，睾丸发育并下垂，阴茎增长、变粗，肌肉增加。

第四个时期为 14～15 岁，阴茎进一步增长变粗，阴茎头充分发育，阴囊颜色加深；阴毛颜色加深且变硬，呈菱形或盾型分布；胡须和腋毛也开始生长；声音变得低沉、沙哑；肌肉发达；同时前列腺和精囊增大并开始分泌液体。青少年男性开始出现射精现象，标志着该个体进入青春期。除此之外，很多男性会经历几个月至一两年的乳腺发育。

第五个时期为 16～17 岁，阴茎快速发育，体毛增加，外生殖器形状和大小近似成年型，接近性成熟。

男性进入性发育期的时间存在差异，有些男性在 12 岁左右，有些则会延迟几年。相对来说，男孩总体上会比女孩迟 2 年进入性发育期。

（三）性征

性征为区别男女两性的特征，也是男女性别特点的表达。男女两性在生殖器结构方面的差异是各自性别最根本的标志，称为“第一性征”。在出生时就会分别显现出该性征。除了第一性征外，男女两性在生殖器以外的身体其他方面的性别差异，如毛发、声音、体型及皮下脂肪分布等，称为“第二性征”，又称副性征。第二性征在男女两性进入青春期后显现出来。

1. 男性第一性征

出生时男性具备的主性器官为睾丸，副性器官有阴茎、阴囊、附睾、输精管等。随着身体的发育，男性的生殖器会逐渐增大，正常的生殖器能够有力勃起，这是未来获取夫妻性和谐的基础。因此，保护好生殖器是男性要特别注意的问题。

2. 男性第二性征

男性的第二性征，是在青春期性腺发育后，在性腺分泌的大量雄激素的作用下出现的，开始出现胡须、喉结，声音低浊，身躯粗壮，肌肉发达，骨盆较窄，呈现出男子阳刚之美的典型体态，并随着性腺的成熟而日益明显，标志着性成熟的变化。

雄激素刺激生殖器官的生长发育，促进男性第二性征出现并维持其正常状态。在青春期，副性器官对睾酮的刺激特别敏感，随着睾酮分泌的增加，阴茎长大并逐渐增强勃起功能，阴囊增大，前列腺、精囊和尿道球腺增大并分泌液体，出现阴毛、腋毛和胡须。

男性第二性征发育顺序是：伴随睾丸体积的增大，出现直的阴毛；阴茎发育，身高增加，出现卷曲的阴毛，声带变厚，声音变得低沉和粗厚，喉结增大，肛门周围长毛，腋毛、阴毛出现并呈典型男子型的体毛分布；第一次遗精，胡须形成，胸部、前额、乳晕区皮肤变黑，皮肤变厚，皮脂腺增生，皮脂腺分泌增加，肌肉发达，骨骼变硬、变粗，身长迅速增高，皮下脂肪消失，皮下静脉显现；随后便进入了求爱的阶段，开始出现浓烈的男性气质。

三、男性生殖系统常见问题

（一）阴茎大小

1. 短小阴茎

在医学上短小阴茎作为一种疾病存在，又被称为幼稚型阴茎。指成年男子阴茎常态及勃起后，其长度、粗度均小于正常男子平均值的一种疾病。短小阴茎的判断标准为阴茎常态（松弛状态）时，自耻骨到阴茎头的长度小于 5 cm，周径也小；勃起状态时，阴茎的长度小于 8 cm。短小阴茎除了指阴茎长度短、周径小之外，还有可能出现一系列重要变化，如内分泌与性征方面的异常变化。

造成男性小阴茎的病因可能有下列几种：第一，先天性高促性腺激素性腺功能低下症引起睾丸发生病变，从而影响阴茎发育；第二，低促性腺激素性腺功能低下症引起下丘脑或脑垂体发生病变，从而影响阴茎发育；第三，由于某些尚不明确的原因，生殖器官对睾酮不敏感，导致阴茎或其他生殖器官对睾酮的刺激不发生反应，阴茎不能正常发育，出现小阴茎；第四，出生后由于其他疾病的关系造成睾丸、下丘脑或脑垂体发生病变，终止了阴茎的发育，造成小阴茎。

若怀疑阴茎太小，不可自行下结论，需要在医院进行血液激素测定，根据睾酮的水平来确诊是否为短小阴茎，得以确诊后才可以进行针对性的治疗。目前对于小阴茎的治疗，仍以应用睾酮治疗为主，合理地使用雄激素可以得到较好的效果；如果是由于下丘脑或脑垂体有问题者，也可配合使用绒毛膜促性腺激素治疗。对短小阴茎的治疗，越早发现治疗效果越好，因此，若早期怀疑阴茎短小，应及时到医院确诊并进行治疗。

2. 影响阴茎大小的因素

当前研究的数据未证明阴茎的长短、大小与身高有关系。曾有研究在对男性阴茎长度进行调查的同时测量其身高，调查结果表明阴茎长度与身高并无关系。相反，身高矮者阴茎长的例子屡见不鲜。实际上，阴茎的长短、大小大多数是由遗传性因素决定的，并且与地区因素关系较密切。

一项针对全世界范围内动物的研究结果表明，雄性哺乳动物的阴茎大小与它们所生活的地理环境有关，不同纬度的动物因环境不同其交配方式也不同，从而导致阴茎大小的不同。对比生活在气候温暖地区的动物，高纬度地区的雄性动物拥有一个较大的阴茎对它们更有利。例如，生活在北极地区、体重约为1700 kg的海象，由于北极地区环境恶劣，动物数量有限，和同类接触的机会很少，所以海象需要抓住比较难得的交配机会。为了较为顺利地完成交配，成功受精，延续种族的进化，雄海象最终进化出了比较大的性器官。

除了由对动物的研究得出此结论，在对人类的研究中也发现了此规律——阴茎的长短、大小与地区有关。例如，我国25岁以上汉族男性的阴茎长度在北方与南方之间就存在差异。在松弛状态下，北方25岁以上男性的阴茎长度平均为8.04 cm，南方25岁以上男性的阴茎长度平均为7.57 cm；在勃起状态下，北方25岁以上的男性的阴茎长度平均为13.70 cm，南方25岁以上的男性的阴茎长度平均为13.30 cm。

由此可见，阴茎的长短、大小与地区因素密切相关。除此之外，阴茎的长短、大小与民族、种族等都有关系，并且许多因素都可能影响平时阴茎的大小，包括身体脂肪过多、天气过冷、压力情境等。长短不一、粗细不等属于正常生理现象。阴茎的长短、大小并不能评价男性的性能力的强弱，亦不是影响其性伴侣获得性快感的决定因素。一般医学上认为，男性阴茎长度大于5 cm即可行使正常性功能。阴茎在常态下（非勃起状态）长度为4.5～8.6 cm均属于正常值。

3. 对阴茎大小的认识误区

追溯至远古时代，阴茎崇拜是原始父系氏族社会的思想产物。在许多石刻图腾中可以看到人类对男性生殖器官的崇拜，雄劲而挺拔的阳具是神力的展示，是刚劲、雄壮的象征。于是，对阴茎的迷信和谬误也随之产生，有些人会简单地认为对男性而言，大而坚硬的阴茎才是其健壮与魄力的体现与标志。男性尤其容易相信这些谬说，对自己阴茎的大小十分敏感，在认识上也存在不少迷信和误解。许多男性认为，阴茎的长短、大小会直接影响自身的气概、攻击性、性能力或性吸引力；还有一些人认为男性阴茎的长短、大小与其鼻子、手、拇指或脚的大小有关联。实际上，正如之前所述，男性阴茎的长短、大小与其体型的大小、体重、肌肉结构或性倾向无特定联系，并且除了一些极少数的特殊情况外，男性阴茎的长短、大小与性交能力或满足其性伴侣的能力也无特定关联。

（二）包皮过长

阴茎头完全被包皮包裹，包皮覆盖尿道口，但能上翻露出尿道口及阴茎头时称为包皮过长。包皮过长是由遗传造成的。青春发育阶段，勃起时包皮仍包着龟头不能露出，但用手上翻时能露出龟头，则为包皮过长。包皮过长易发生阴茎包皮炎。

1. 包皮过长的临床表现

包皮过长可分为假性包皮过长和真性包皮过长。假性包皮过长是指平时龟头不能完全外露，但在阴茎勃起后龟头可以完全外露；真性包皮过长是阴茎勃起后龟头也不能完全外露。

2. 包皮过长的治疗方法

可反复将包皮上翻，以扩大包皮口，露出阴茎头，便于清洗。注意在每次上翻后将包皮复位。若包茎不能自行消失或包皮口已呈瘢痕性狭窄，则需进行包皮环切术。

（1）包皮环切术具体手术步骤：

1）在阴茎局部注射麻药以减少疼痛。

2）提起包皮，把环型塑料套伸进包皮内套住龟头，在包皮外面用绳子绑紧。

3）把绳子前面多余的包皮剪掉。

4）术后5～8天，伤口愈合，环型塑料套会自行脱落。

（2）包皮环切术后注意事项：

1）注意阴茎局部的清洁卫生。经常清洗，保持清洁，如包皮不能翻起，不要强行翻转。如能翻起，清洗完毕后，要及时将包皮恢复到原来的位置，以免造成嵌顿性包茎。

2）手术后注意按时用药，除防止阴茎勃起出血和发炎以外，还应注意包扎敷料的干燥，若被尿液浸湿，应及时更换。一般术后5～7天可拆线。

3）忌辛辣、酒等，食用清淡食物，保证饮水量。

（三）包茎

包皮口狭小或包皮与阴茎头粘连，使包皮不能上翻露出尿道口和阴茎头时，称为包茎。包茎分为先天性包茎与后天性包茎。先天性包茎是因新生儿包皮与阴茎头存有生理性粘连。后天性包茎多继发于阴茎头包皮炎症，包皮口形成瘢痕性挛缩，使包皮过长、外口狭小、不能翻起，使阴茎头不能裸露。

1. 包茎的临床表现

（1）包皮口狭小者，排尿时包皮隆起，严重者排尿困难。

（2）尿滞留在包皮囊内并分解出刺激性的物质，刺激包皮和阴茎头，导致表皮脱落和分泌物集聚，形成包皮垢。包皮垢为乳白色豆渣样物，从细小的包皮口排出，也可呈小块状，犹如黄豆般大小，堆积于阴茎头冠状沟部。

2. 包茎的并发症

包茎使包皮龟头黏膜水肿、充血、糜烂、反复交叉感染，形成包皮龟头炎、包皮粘连、包皮结石，甚至发生包皮嵌顿，会导致包皮龟头坏死等严重后果。婚后会通过夫妻性生活将多种病菌带入女性体内，导致女性阴道炎、宫颈炎、盆腔炎、子宫内膜炎、子宫颈癌等疾病的发生。

3. 包茎的治疗方法

（1）婴幼儿期的先天性包茎，可将包皮反复试行上翻，以便扩大包皮口。手法要轻柔，不可急于把包皮退缩上去。当阴茎头露出后，清洁包皮垢，涂抗生素药膏或液状石蜡使其润滑，然后将包皮复原，否则会造成嵌顿包茎。大部分小儿经此方法治疗，随年龄增长均可治愈，只有少数需做包皮环切术，对于包皮嵌顿，需紧急施行手法复位，必要时做包皮背侧切开。

(2) 后天性包茎患者由于其包皮口呈纤维狭窄环，需行包皮环切术。适应证如下：①包皮口有纤维性狭窄环；②反复发作阴茎头包皮炎；③6 岁之后的包皮口狭窄。

(四) 包皮嵌顿

包皮过长时包皮口狭小，勉强上翻后如果不能及时复位，包皮紧勒在阴茎冠状沟处，不能翻下，阻碍包皮远端和阴茎头的血液回流，致使这些部位发生肿胀，称为包皮嵌顿。包皮嵌顿多因性交或手淫引起。

1. 包皮嵌顿的临床表现

包皮嵌顿后局部有剧烈疼痛，阴茎头部红肿，出现包皮水肿、疼痛、绞窄处糜烂、溃疡、阴茎头坏死等表现。嵌顿时间愈长，肿胀愈严重，如不及时处理，包皮和阴茎头就会发生缺血、坏死。

2. 包皮嵌顿的预防和治疗

预防包皮嵌顿的最好办法是做包皮环切手术，将包茎或过长的包皮切除，就不会再发生包皮嵌顿。若发生包皮嵌顿，要及时将其复位，一般先采用手法复位。这种复位方法可自我进行，用两手示指（食指）和中指握住包皮，两大拇指放在阴茎头部并轻轻用力将其推向包皮内，即可使嵌顿的包皮复位。如包皮嵌顿时间较长，手法复位不能恢复者，应尽快到医院就诊，进行手术复位。

(五) 遗精

遗精是指无刺激情况下发生的一种射精活动，可以发生在睡眠状态，也可以发生在清醒状态。精液中的精子含量不足 1%，其余是睾丸的精曲小管、附睾、精囊、前列腺分泌物混合组成的精浆，主要是水、糖，加上少量的脂肪、蛋白质、各种酶、乳酸及无机盐。青春期的遗精不仅释放了多余的能量，还能促进性腺的发育。男子遗精是正常生理现象，对身体没有害处，是性成熟的标志。与女孩子来月经一样，都是值得庆幸的事情。

青少年遗精的间隔时间因人而异，每月一两次，有时每周一两次，有时半年一两次，都属于正常范围。如果总是一两天一次或一天两次遗精，发生频率较高，就需要增强自我保健意识，增强体质、稳定情绪，减少性刺激，睡觉时不穿紧身裤、侧卧、被褥温度不宜过热。如果对以上情况都已注意，但发生频率仍然较高，应及时就医诊治。

第二节　女性生殖系统的解剖及生理

一、女性生殖系统的结构和功能

女性生殖系统包括内生殖器和外生殖器。其中，内生殖器包括生殖腺、输送管道、附属腺，外生殖器包括阴阜、大阴唇、小阴唇、阴蒂和阴道前庭。女性生殖系统解剖生理结构如图 1-4 所示。

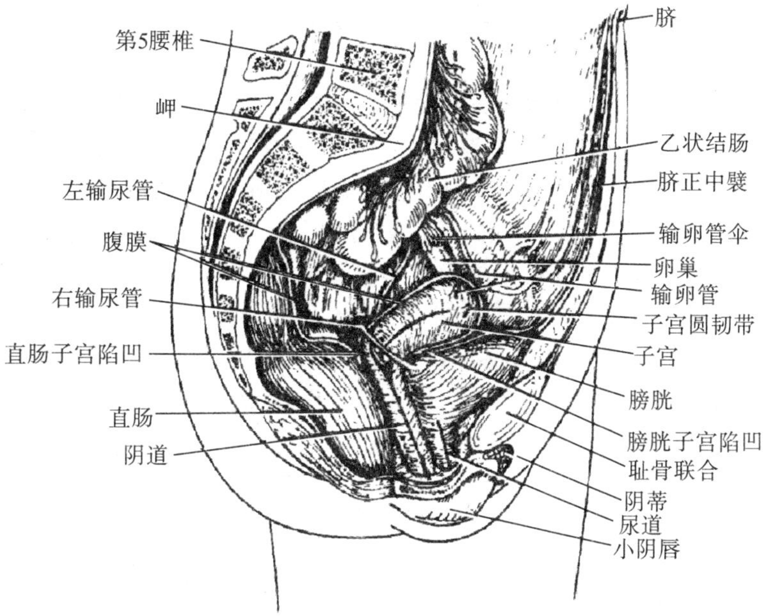

图 1－4　女性生殖系统

（图源：王兴海、原林主编《人体解剖学图谱》，人民卫生出版社，2009。）

（一）女性内生殖器

女性内生殖器包括生殖腺（卵巢）、输送管道（主要包括阴道、子宫和输卵管）、附属腺，如图 1－5 所示。

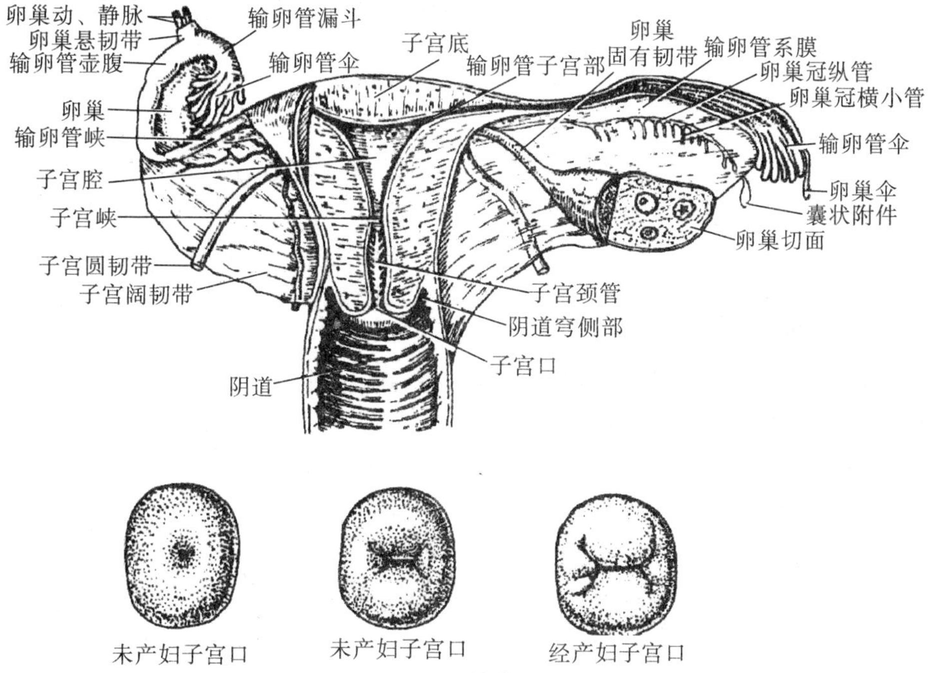

图 1－5　女性内生殖器

（图源：王兴海、原林主编《人体解剖学图谱》，人民卫生出版社，2009。）

下面主要介绍阴道、子宫、卵巢的主要特征和功能。

1. 阴道

阴道是连接子宫和外生殖器的肌性管道，由黏膜、肌层和外膜组成，富伸展性，富于弹性，由阴道口向后上方延伸 7.6～12.7 cm。阴道位于小骨盆中央，前邻膀胱和尿道，后邻直肠，阴道下部穿经尿生殖膈。膈内的尿道阴道括约肌和肛提肌的内侧肌纤维束对阴道有括约作用。阴道是女性的通道器官，也是月经从子宫排出和胎儿娩出的管道。阴道有前、后壁和两个侧壁，前后壁常处于相接触的塌陷状态。阴道的下部较窄，以阴道口开口于阴道前庭。

环绕在处女阴道口周围的一层较薄的黏膜为处女膜，中央有一个或几个孔洞，使经血和黏液分泌物可以流出阴道。孔的形状、大小及膜的厚薄有很大的个体差异，可呈环形、半月形、伞状或筛状。部分覆盖阴道口的薄膜含有较大量的血管。处女膜破裂后，阴道口周围留有处女膜痕。

2. 子宫

子宫为一中空、壁厚、腔小的肌性器官，由富有弹性的韧带和肌肉组织固定在盆腔内，是容纳胎儿发育成长的肌性器官，受精卵在其中发育直至分娩。成人未孕子宫呈稍扁、倒置的梨形，位于小骨盆的中央，在膀胱与直肠之间，下端接阴道，两侧有输卵管和卵巢。子宫分为底、体、颈三部分，子宫底为输卵管子宫口水平以上的宽而圆凸的部分，下方渐细的末端部分为子宫颈，子宫颈向下延伸至阴道并与其相通。子宫底与子宫颈之间的部分为子宫体。未生育的女性子宫长 7～9 cm，子宫在怀孕期间会随着胎儿的发育扩张到排球大小，甚至更大，因此生育过的女性子宫较大。

新生儿的子宫高出小骨盆上口，输卵管和卵巢位于髂窝内，子宫颈较子宫体长而粗。性成熟前期，子宫迅速发育，壁增厚。性成熟期，子宫颈和子宫体长度几乎相等。经产妇的子宫各径、内腔都增大，重量可增加一倍。绝经期后，子宫萎缩变小，壁也变薄。

子宫壁内侧覆盖的黏膜为子宫内膜，上面布满细小的血管。青春期后如果没有受精，这些组织受性激素影响发生周期性改变，生长后脱落，并通过子宫颈口排出，产生月经。性交后，子宫是精子到达输卵管的通道。妊娠发生时，受精卵着床于营养丰富的子宫内膜里。分娩时，子宫有节律的收缩使胎儿的胸廓受到相应的压缩和扩张，正是这种有节律的舒缩运动，可以刺激胎儿肺泡表面活性物质（磷脂类物质）加速生产，这种物质能使胎儿的肺泡在出生后富有弹性，容易扩张。此外，子宫收缩反复挤压胎儿的胸廓，有利于胎儿将肺泡液及吸入的羊水挤出。

子宫有较大的活动性，膀胱和直肠的充盈程度都可影响子宫的位置。子宫位置异常可以导致女性不孕。此外，子宫主要靠韧带、盆膈、尿生殖膈和阴道的托持以及周围结缔组织的牵拉等作用维持其正常位置。如果这些固定装置薄弱或受损，可导致子宫位置异常，形成不同程度的子宫脱垂，子宫口低于坐骨棘平面，严重者子宫颈可脱出阴道。

3. 卵巢

卵巢是位于盆腔卵巢窝内的成对生殖腺（又称性腺）。生殖腺能制造含有生育所必需的遗传物质的性细胞，称为配子。女性配子称为卵母细胞（通常被称为卵子，严格地说，卵母细胞要完成受精后最后阶段的细胞分裂，才会变成卵子）。卵巢成对附着于子宫两侧，由一些韧带支撑。卵巢位于髂内、外动脉夹角处。卵巢呈扁卵圆形，略呈灰红色，卵巢的大小和形状都类似于大颗杏仁。卵巢分内、外侧面，前、后缘和上、下端。内侧面朝向盆腔，与小肠相邻。外侧面贴靠盆侧壁的卵巢窝。上端与输卵管末端相接触，下端借卵巢固有韧带连于子宫，前缘借卵巢系膜连于子宫阔韧带，中部有血管、神经等出入，后缘游离（称为独立缘）。卵巢具有生殖和内分泌功能，能产生和排出卵子；分泌激素，包括雌激素（主要是雌二醇、雌酮）、孕激素（主要是孕酮）及少量的雄激素（主要是睾酮）。

幼女的卵巢较小，表面光滑。性成熟期卵巢最大，由于多次排卵，卵巢表面出现瘢痕，凹凸不平。成年女子的卵巢重 5～6 g。35～40 岁卵巢开始缩小，50 岁左右随月经停止而逐渐萎缩变小。

4. 输卵管

输卵管是位于子宫阔韧带上缘内弯曲的细长肌性管道，在卵巢上端连于子宫底的两侧，左右各一，是男性精子与女性卵子相遇的场所，也是向子宫运送受精卵的管道。输卵管长 10～14 cm，伸向但并不附着于卵巢。输卵管由内侧向外侧分为以下四部分：

（1）输卵管子宫部：位于子宫壁内的一段，直径最细，约 1 mm。

（2）输卵管峡：短而直，壁厚腔窄，血管分布少，水平向外移行为壶腹部。输卵管结扎术多在此进行。

（3）输卵管漏斗：为输卵管末端的膨大部分，向后下弯曲覆盖在卵巢后缘和内侧面。漏斗末端中央有输卵管腹腔口，开口于腹膜腔。卵巢排出的卵母细胞由此进入输卵管。

（4）输卵管壶腹：粗而长，壁薄腔大，血液供应丰富，行程弯曲，是管道的增宽部分，位于输卵管漏斗内，约占输卵管全长的 2/3，向外移行为漏斗部，卵母细胞多在此受精。

在输卵管腹腔口周围，输卵管末端的边缘形成许多细长的突起，称为输卵管伞，悬覆在卵巢上方但不一定接触。其中一个较大的突起连于卵巢，称为卵巢伞。排卵期间，卵巢伞和壶腹上微小的绒毛组织会变得活跃，其波动加上输卵管管壁的收缩，可以将已经从卵巢释放的卵母细胞传送到输卵管里。如果精子和卵母细胞同时出现在输卵管壶腹，通常就会发生受精。若受精卵未能移入子宫而在输卵管内发育，即成为异位妊娠（宫外孕）。

（二）女性外生殖器

女性外生殖器包括阴阜、大阴唇、小阴唇、阴蒂和阴道前庭，如图 1-6 所示。下面将介绍女性外生殖器的特征与功能。

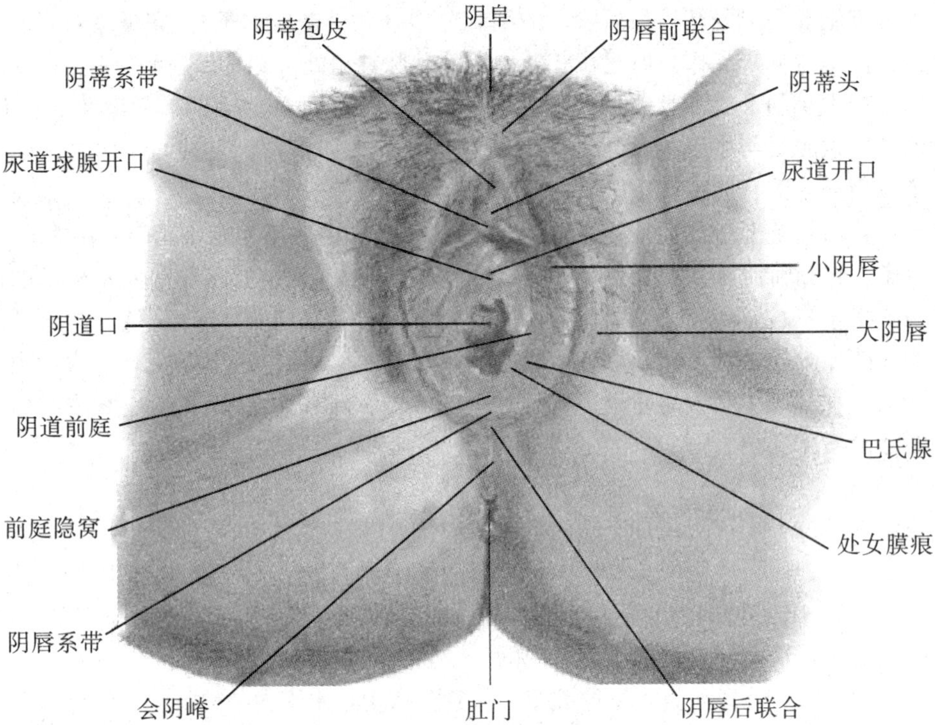

图 1－6　女性外生殖器解剖图

（图源：王兴海、原林主编《人体解剖学图谱》，人民卫生出版社，2009。）

1. 阴阜

阴阜位于距离肚脐大约 15 cm 的下方、耻骨联合前方，是一块富含脂肪的皮肤隆起，呈丘状。通常女孩在青春期时，外阴部由原来的幼稚型发育为成人形，阴阜变得丰满、富有弹性。阴阜是开始生长阴毛的部位，分布呈尖端向下的三角形，底部在上，尖端向下。

阴毛的浓密稀疏、粗细、色泽可因人和种族而异。有的人甚至不长阴毛，这并非病态，亦与生育无关。有少数人阴毛粗黑呈菱形生长，极少数甚至从菱形上端长到臀部。女性的阴毛经历了稀疏、毛色浅淡，逐渐变粗、卷曲、毛色变黑等过程，直至发育为典型的成人型。进入老年期，阴毛脱落、稀少。阴阜主要是起“脂肪垫”的作用，能够缓冲性交过程的冲击，避免身体的不适与造成性器官的损害。

阴阜的神经末梢丰富，是女性较为敏感的性感区，在性交时起到性刺激作用。

2. 大阴唇

大阴唇是一对由阴阜延伸出来的纵长隆起的皮肤皱襞，青春期长出阴毛。大阴唇是两片海绵体，其内包裹着小阴唇、阴蒂、尿道口和阴道入口。大阴唇的前端和后端左右互相连合，形成唇前连合和唇后连合。大阴唇分内、外两面，外侧面的皮肤常有汗腺、皮脂腺及色素沉着，因此滑润而呈暗褐色，成人还生有稀疏的阴毛；内侧面的皮肤细、薄、平滑，呈淡蔷薇色，类似黏膜，含有皮脂腺，但无阴毛。

大阴唇皮下含有大量脂肪组织，并含有弹性纤维和少量平滑肌纤维，以及血管、淋巴管、神经和腺体。此外，还有子宫圆韧带的纤维束止于大阴唇前上部的皮肤内。未婚妇女的两侧大阴唇自然合拢，遮盖阴道口和尿道外口；经产妇大阴唇由于分娩影响向两侧分开；绝经后大阴唇呈萎缩状，阴毛稀少。

大阴唇的功能和男性的阴囊一样，甚至比男性的阴囊作用更广泛、更重要，在外生殖器中不可缺少。

其功能之一为覆盖小阴唇、阴道口及尿道外口，防止外界有害物入侵，忠实地保卫着泌尿及生殖系统的安全。阴道口两侧的大阴唇深部埋藏有前庭大腺（相当于男性的尿道球腺）。前庭大腺源源不断地分泌黏液以滑润和清洁阴道，保持阴道内的“生态平衡”。而大阴唇是前庭大腺最忠诚的“保卫者”。从这个意义上讲，大阴唇不仅保护了盆腔的器官，也维护了全身的健康。

其功能之二为大阴唇的脂肪下广泛存在前庭球的海绵体，它能使大阴唇像皮球一样鼓起。当两性交合的时候，大阴唇充血、膨胀，成了活塞运动的弹簧垫，可起到将阴茎推入阴道的作用。

3. 小阴唇

小阴唇是位于大阴唇内侧的一对较薄、较小的纵行皮肤皱襞，表面光滑无毛，细薄柔嫩，富有弹性，大小形状因人而异。小阴唇分内、外两面，外侧面呈暗蓝色，与大阴唇内侧面相接触。内侧面滑润，富有皮脂腺，呈蔷薇色，近似黏膜。两片小阴唇向前端延伸，形成阴蒂包皮；后端互相会合，形成阴唇系带。

小阴唇包围的区域称为阴道前庭。性兴奋过程中阴蒂勃起，小阴唇变宽，此时就可以看到阴道前庭了。

小阴唇富含神经末梢，故而十分敏锐。

未婚及已婚未产女性，小阴唇是闭合的，起着保护阴道和内生殖器的作用，是女性自然防御功能的一部分。

4. 阴蒂

阴蒂位于两侧小阴唇顶端的联合处，由两个阴蒂海绵体组成。后者相当于男性的阴茎海绵体。以阴蒂脚附着于耻骨下支和坐骨支，埋于会阴浅隙内，向前与对侧结合成阴蒂体，表面盖以阴蒂包皮。阴蒂富有集中的神经末梢，感觉敏锐。

露于表面的为阴蒂头，阴蒂头没有充血膨胀时，由一层被称为阴蒂包皮的皮肤层覆盖。阴蒂头对刺激尤为敏感，是在女性的性唤起中起着最关键作用的性器官，具有勃起性。虽然阴蒂和阴茎的构造相似（两者都是由同一种胚胎组织形成的），但阴蒂的唯一功能在于性唤起，不具有阴茎排尿和射精的功能。

5. 阴道前庭

阴道前庭是位于两侧小阴唇之间的裂隙，前后两端狭窄、中部宽大。阴道前庭由前庭球、前庭大腺、尿道口、阴道口及舟状窝组成。前端较尖锐达到阴蒂，后端较钝圆，后界为阴唇系带。

阴道前庭有 4 个开口：前部有尿道外口；后部有阴道口；阴道口周围有处女膜或处女膜痕、前庭球腺；小阴唇中后三分之一交界处，左、右各有一个前庭大腺管的开口。

（1）前庭球：系一对海绵体组织，又称球海绵体，具有勃起性能。位于阴道口前庭两侧深部，前与阴蒂静脉相连，后接前庭大腺。

（2）前庭大腺：又称巴多林腺（简称巴氏腺）。位于阴道下端，两侧大阴唇后部也被球海绵体肌所覆盖，左右各一，如小蚕豆大的圆形或卵圆形腺体。

（3）尿道口：是尿道的外口，介于耻骨联合下缘及阴道口之间，在阴蒂的下方，为一个不规则的椭圆小孔，尿液由此流出。

（4）阴道口：在尿道口的正下方，前庭后部，正是阴道的入口，其形状与大小常不规则。阴道口周围覆盖有一层较薄的膜称为处女膜。阴道口既是经血流出的外口，也是分娩时胎儿出生的最后关口，同时也是性交时阴茎进入阴道内的第一关口。

（5）舟状窝：阴道口与阴唇系带之间的一个小浅窝，有如小船，称为舟状窝，又叫前庭窝。在阴茎进入时起缓冲作用。

二、女性青春期性发育

（一）女性性成熟的标志

女性性成熟发生在青春期，通常指女性性器官成熟，表现为乳腺发育和乳房体积变大、长出阴毛、身高猛增、月经初潮等。月经初潮是女性性成熟的重要标志。

（二）女性性成熟的时期

1. 儿童期

儿童期一般指 4～10 岁。10 岁之前，生殖器为幼稚型，阴道酸度低，抗感染力弱，容易发生炎症；10 岁后，卵巢内的卵泡有一定的发育并分泌性激素，女性特征开始呈现。

2. 青春期

青春期一般指 10～19 岁，月经初潮至生殖器官逐渐发育成熟。第一性征与第二性征均发育，月经来潮，雌激素水平达到一定高度。

3. 性成熟期

性成熟期一般指 18～48 岁。女性性成熟期又称生育期，是卵巢生殖机能与内分泌机能最旺盛的时期。一般自 18 岁左右开始，历时约 30 年。此时期女性性功能旺盛，卵巢功能成熟并分泌性激素，已建立规律的周期性排卵。生殖器官各部分及乳房在卵巢分泌的性激素作用下发生周期性变化。

当下，女孩开始性成熟的年龄早于以往研究所显示的年龄。例如，每 7 个英裔的美国白种人女孩中，就有 1 个从 8 岁开始乳房发育或长出阴毛。目前，性成熟提前的原因仍未确定，有人提出一些潜在的原因，主要有体重增加、肉类和牛奶中的激素、一种叫瘦素的蛋白质，以及接触到会干扰激素功能的化学品等。有研究者对月经初潮提前出现感到担忧，原因之一是这可能导致日后患乳腺癌和子宫癌的风险增加。对此的解释是，月经初潮的提前使女性接触雌激素的终身累计量增加。

（三）女性的性征

由于下丘脑与垂体促性腺激素分泌量增加及作用加强，使卵巢发育与性激素分泌逐渐增加，女性内外生殖器官进一步发育。

1. 第一性征

女性的主性器官为卵巢，副性器官为阴道、子宫、输卵管、大阴唇、小阴唇、阴蒂等。女性的主副性器官从幼稚型变为成人型是第一性征的特点，主要表现为：卵巢增大且表面稍呈凹凸不平，阴道长度与宽度增加，阴道黏膜变厚并出现皱襞，子宫增大，输卵管变粗，阴阜隆起，大阴唇变肥厚，小阴唇变大且有色素沉着。

2. 第二性征

第二性征区别于女性生殖器官的发育，是指性成熟发育在身体其他部位的表现，如身材、体态、相貌、声音等方面，与男性有一定的差异。乳房发育是第二性征的最初特征，乳腺发育、乳房丰满而隆起；乳房开始发育后的半年至一年出现阴毛，阴毛通常首先出现在阴唇，有时在阴阜；腋毛的出现一般在阴毛出现半年至一年以后；音调变高；骨盆横径发育大于前后径；肩、胸、臀部皮下脂肪增多，呈现出女性特有的娇美体态。

在女孩第二性征发育中，乳房发育最早出现。乳房开始发育是女孩进入青春期后显现在身体外部变化的第一个信号。乳房发育一般分为 5 个阶段，详见表 1－1。

表 1－1 女性乳房发育阶段

阶　段	时　期	特　征
第一阶段	从出生至幼儿期、儿童期	乳房未开始发育
第二阶段	蓓蕾期或乳腺萌生期	乳头隆起，乳头和乳晕呈单个小丘状隆起，伴乳晕增大
第三阶段	青春前期	乳房和乳晕进一步增大，形成一个明显增大的圆形轮廓
第四阶段	青春期	乳房和乳头继续增大，并在乳房其他部分的圆形轮廓之上形成第二个丘形隆起
第五阶段	成熟期	呈典型的成人状态，前一阶段见到的第二个圆丘已经与平滑的乳房轮廓混为一体

（四）卵巢的周期性变化

在青春期，激素促使了卵子发生过程的完成。这一过程被称为卵巢周期（又称月经周期），周期不断重复直至绝经。卵巢周期平均为 28 天，时长因人而异，从 21 天到 40 天都有可能。然而，大多数女性一旦过了青春期，其卵巢周期的时长就很少再变化。卵巢周期有三个阶段：增生期（卵泡期）、排卵期和分泌期（黄体期）。当卵巢经历变化时，子宫也会发生相应的变化。月经期是卵巢和子宫这一系列生理变化的终点。

1. 卵泡的发育与成熟

正常妇女每个卵巢周期仅有数个卵泡发育成熟，其中一般只有一个卵泡发生排卵。在周期的第 1 天里，下丘脑释放促性腺素释放激素，它会刺激垂体释放促卵泡激素（卵泡刺激素）和黄体生成素，由此开始了增生期。在最初的 10 天里，卵巢内 10～20 个卵泡在促卵泡激素和黄体生成素的刺激下开始生长，在 98％～99％的案例中，这一阶段里只有一个卵泡能够达到完全成熟（多于一个卵泡的成熟是分娩多胞胎的原因之一）。所有正在发育的卵泡都会开始分泌雌激素。在促卵泡激素和雌激素的影响下，卵母细胞会成熟，从卵巢的表面凸起。

2. 排卵

排卵是指卵母细胞和它周围的一些细胞一起被排出的过程。多发生在下次月经来潮前14天左右。大约在卵巢周期的第11天开始，并随着排卵在第14天结束。在垂体分泌黄体生成素增多的刺激下，初级卵母细胞发生细胞分裂形成次级卵母细胞，为排卵做好了准备。长大的卵泡壁变薄并破裂，卵母细胞进入腹腔中，靠近有助于输送的卵巢伞位置，至此，排卵完成。

3. 黄体形成

排卵后，雌激素的水平迅速下降，破裂的卵泡仍然处于黄体生成素升高的影响之下，会成为黄体，分泌孕酮（黄体酮）和少量雌激素。这些激素的分泌增多，作用是抑制垂体分泌促卵泡激素和黄体生成素，卵泡腔内形成黄体。分泌期一般从卵巢周期的第14天（紧接着排卵期）持续到第28天。即使整个周期多于或少于28天，分泌期的时间也保持不变，排卵和周期结束之间永远是14天。此时，卵巢激素水平达到最低点，促性腺素释放激素被释放出来，促卵泡激素和黄体生成素的水平开始上升。如果妊娠发生，黄体将继续分泌激素，有助于维持妊娠。

4. 黄体退化

若卵子未受精，黄体在排卵后的9～10天开始衰退，细胞变性，黄色消退。一般黄体的寿命为12～16天，平均时间为14天。黄体退化后，性激素分泌量下降，月经来潮。之后，卵巢中又有新的卵泡发育，开始新的周期。

（五）月经的周期性变化

1. 月经的概念

月经是指随卵巢的周期性变化，使子宫内膜周期性脱落及出血。随着黄体的退化，激素水平下降，子宫内膜由于不再需要保护受精卵而脱落。在女性的一生中，从青春期到绝经，每个月都要经历子宫内膜组织的脱落和伴随而来的流血。

（1）月经初潮：指女性月经第一次来潮。月经初潮年龄多在13～15岁，也可能在11～12岁，或迟至17～18岁。

（2）月经周期：出血的第一天为月经周期的开始，两次月经第一天的间隔时间称为一个月经周期，一般28～30天为一个周期。周期的长短因人而异，但每个妇女的月经周期有自己的规律。

（3）月经持续时间：2～7天，多数为3～5天。

2. 月经期的症状

（1）一般月经期无特殊症状。

（2）由于月经期盆腔淤血及子宫血流量增多，部分女性可有下腹和腰骶部下坠感。

（3）轻度神经系统不稳定症状，如头痛、失眠、精神抑郁、易激动等。

（4）胃肠功能紊乱，如食欲差、恶心、呕吐、便秘或腹泻。

（5）鼻黏膜出血、皮肤痤疮。

3. 月经的周期

月经周期（或称子宫周期）分为三个阶段：月经期、增生期和分泌期。子宫发生的变化与卵巢发生的变化紧密相连，但只有在最后一个阶段两个周期才完全重合。

（1）月经期：随着黄体的退化，激素水平下降，子宫内膜的外层从子宫壁上脱落。子宫内膜的脱落标志着月经期的开始。子宫内膜的组织连同黏液，以及子宫颈和阴道的其他分泌物与少量血液（每个周期 57～142 g）通过阴道排出。月经通常持续 3～5 天，第 5 天左右，促卵泡激素和黄体生成素水平开始上升，标志着这一阶段结束。女孩的第一次月经称为月经初潮。

（2）增生期：大约持续 9 天，在这段时间里，子宫内膜在雌激素增多的影响下逐渐变厚。子宫颈黏膜分泌出一种澄清透明的稀薄黏液，以帮助精子进入。增生期随着排卵的开始而结束。

（3）分泌期：在分泌期的第一阶段，子宫内膜在孕酮的帮助下开始准备接收受精卵。子宫内的腺体开始变大并分泌能滋养细胞的糖原。子宫颈黏液变浓稠并形成一个塞子，以便在妊娠时将子宫封闭起来。如果没有发生受精，黄体生成素水平下降，同时黄体开始退化，孕酮水平也随之下降，子宫内膜细胞开始凋亡。分泌期持续 14 天，与卵巢周期的分泌期对应，当子宫内膜脱落时，分泌期结束。

（六）雌、孕激素及其周期性变化

1. 雌激素

雌激素又称雌性激素、女性激素，主要是雌二醇、雌酮，主要来自卵巢、肾上腺及妊娠期的胎盘。其功能包括促进生殖器官成熟和第二性征发育，调节月经周期，维持妊娠，保持性欲。

卵泡开始发育时雌激素分泌量很少。随着卵泡逐渐成熟，直至月经周期第 7 天，雌激素的分泌量也迅速增加，于排卵前形成第一次高峰。排卵后，卵泡液中雌激素释放至腹腔，使血液循环中的雌激素量稍有减少。在排卵后 7～8 天黄体成熟时，雌激素量又形成一个高峰，但此次的量低于第一次高峰的量。此后，黄体萎缩，雌激素水平急剧下降，在月经前达到最低水平。

2. 孕激素

孕激素是卵巢分泌的具有生物活性的激素，主要是孕酮（黄体酮）。来自卵巢、肾上腺及妊娠期的胎盘，主要由卵巢内的黄体分泌。孕激素的功能包括促进乳房发育，保护子宫内壁，调节月经周期以及维持妊娠。

排卵后孕激素水平开始增加，在排卵后 7～8 天黄体成熟时，分泌量达到最高峰，以后逐渐下降，到月经来潮时恢复排卵前水平。

（七）子宫内膜的周期性变化

在一个月经周期内，子宫内膜组织会呈现周期性变化，主要变化可分为三个时期：增生期、分泌期和月经期。

1. 增生期

行经时功能层子宫内膜剥脱，随月经血排出，仅留下基底层。在卵巢周期的增生期雌激素作用下，子宫内膜很快修复，内膜上皮与间质细胞呈增生状态。

2. 分泌期

分泌期为月经周期的后半期。排卵后，卵巢内的黄体形成后分泌激素，在孕激素的作用下，使子宫内膜呈分泌反应，致使子宫内膜继续增厚，腺体增大。

3. 月经期

在月经周期的第1～4天，体内雌激素、孕激素水平下降，刺激子宫肌层收缩而引起内膜功能层的螺旋小动脉持续痉挛，受损缺血的坏死组织面积扩大，变性、坏死的内膜与血液相混而排出，形成月经血。

三、女性生殖系统常见问题

（一）阴道感染

阴道感染是导致外阴阴道症状如瘙痒、灼痛、刺激和异常流液的一组病症。正常健康妇女阴道由于解剖生理的特点对病原体的侵入有自然防御功能。如阴道口的闭合，阴道前后壁紧贴，阴道上皮细胞在雌激素影响下的增生和表层细胞角化，阴道酸碱度保持平衡，使适应碱性的病原体的繁殖受到抑制。这些疾病通常通过性途径感染，但如果压力大、口服避孕药、应用抗生素、穿尼龙连袜裤，以及阴道灌洗等因素使阴道的自然防御功能受到破坏，病原体易于侵入，也会导致阴道炎症。

1. 阴道感染的症状

阴道感染的症状包括阴道和外阴刺激感或瘙痒；异常分泌物，有时有难闻的气味。

2. 阴道感染的种类

阴道感染的种类主要为细菌性阴道病、阴道假丝酵母病以及阴道毛滴虫病。

（1）细菌性阴道病：正常阴道内以产生过氧化氢的乳杆菌占优势。细菌性阴道病是由阴道内乳杆菌减少、加德纳菌及厌氧菌等增加所致的内源性混合感染。10%～40%的患者无临床症状，有症状者主要表现为阴道分泌物增多，有鱼腥味，尤其在性交后加重，可伴有轻度外阴瘙痒或灼热感。检查见阴道黏膜无充血的炎症表现，分泌物特点为灰白色，均匀一致，稀薄，常黏附于阴道壁，分泌物易从阴道壁拭去。

虽然细菌性阴道病有时可以不经治疗而自愈，但所有出现症状的女性患者都应该使用抗生素进行治疗，以免细菌上行感染子宫和输卵管，导致盆腔炎。

（2）阴道假丝酵母病：又称阴道念珠菌病、念珠菌阴道炎、霉菌性阴道炎，是一种由于白假丝酵母过度增殖而引起的常见真菌感染。假丝酵母在阴道、口腔及胃肠少量存在，然而一旦发生平衡失调，比如阴道的正常酸度改变或激素平衡失调，假丝酵母就会快速繁殖。女性感染假丝酵母后通常会感到外阴瘙痒、灼痛、尿频、尿痛、性交痛。有时会伴有白色稠厚呈凝乳或豆渣样的阴道分泌物。近75%的成年女性在一生中会发生至少一次的假丝酵母病，该病通过性行为传播的比例很小，大多数病例都是由患者自身携带的假丝酵母所引发，然而口服避孕药、抗生素的使用、频繁的阴道灌洗、妊娠、糖尿病，都可以促发假丝酵母病。

不同的抗真菌药物可以口服、涂抹于患处或用于阴道，这些方式都是治疗假丝酵母病的可选途径，并且在80%～90%的情况下都有效。然而研究发现，由于非处方药越来越容易获得，多达2/3的治疗假丝酵母病的非处方药被用于没有患病的女性，这往往会导致耐药菌感染。因此，在使用非处方药或其他抗真菌药物治疗之前，确诊是最重要的。

（3）阴道毛滴虫病：又称毛滴虫阴道炎，是由一种单细胞的原生动物寄生虫（阴道毛滴虫）引起的。阴道毛滴虫适宜在温度 25～40 ℃、pH 值为 5.2～6.6 的潮湿环境中生长，寄生于阴道、尿道或尿道旁腺、膀胱、肾盂。月经前后阴道 pH 值改变，月经后接近中性，毛滴虫易繁殖。阴道毛滴虫病常与其他阴道炎并存。一些女性会在感染后的 5～28 天内出现症状和体征，包括稀薄脓性、黄绿色、泡沫状、有臭味的阴道分泌物，阴道口和外阴部瘙痒。还可能造成合并泌尿道感染，出现尿频、尿急、尿痛的症状，有时可见血尿。

如果女性患有由毛滴虫引发的生殖器炎症，又暴露于人类免疫缺陷病毒（HIV，俗称艾滋病病毒）时，可能会增大其感染 HIV 的风险。既感染了毛滴虫又感染了 HIV 的女性也更容易将 HIV 传播给性伴侣。避免高危性行为，并坚持正确使用安全套，有助于预防感染，同时甲硝唑也可以有效地治疗阴道毛滴虫病。

3. 阴道感染的预防措施

（1）低糖及低糖类（碳水化合物）饮食。

（2）保持良好的体质，适当睡眠、锻炼及情感释放。

（3）注意卫生。①勤洗澡，使用刺激性比较小的清洁用品；②排尿及排便后，从前向后，即从外阴向肛门擦拭；③穿清洁的棉质内衣；④避免使用女性阴部喷雾剂、彩色卫生纸、泡沫浴、用他人的毛巾或脸盆清洗外阴；⑤性活动前做好自身卫生并让性伴侣清洁手和外生殖器。

（4）坚持正确使用安全套。

（二）月经期卫生

在一些美国土著传统中，认为女性在月经期的能力最大。经血被认为使女性纯洁并使她们获得有利于整个部落的精神智慧，多数美国土著部落也庆祝女孩初潮；日本人把女性初潮看作是“瓜开之年”；东印度把月经看作是“爱神之屋长出的鲜花”。但月经期也可能出现经前综合征、痛经等卫生问题。

1. 经前综合征

经前综合征是指反复在分泌期出现周期性以躯体、精神症状为特征的综合征。月经来潮后，症状自然消失。在月经来潮前的 7～14 天，许多女性会产生生理和心理上的各种症状，统称经前综合征。对许多人而言，不同的月份里这些症状的严重程度也会不同，月经来潮后会迅速明显减轻甚至消失。

（1）经前综合征症状：

1）躯体症状：表现为头痛、乳房胀痛、腹部胀满、肢体水肿、体重增加、运动协调功能减退、胀气、腹部绞痛和食欲增加。

2）精神症状：易激怒、焦虑、抑郁、情绪不稳定、疲乏，以及饮食、睡眠、性欲改变。

3）行为改变：思想不集中、工作效率低，易有犯罪行为或自杀念头。

（2）缓解方法：

1）平衡饮食：适度蛋白质，尽可能少食红色肉类；低精炼糖和盐；少饮茶、咖啡及酒。

2）戒烟。

3）每周 3 次或 4 次至少 30 分钟的有氧运动。

4）每天至少放松两次，每次 15 分钟。

5）在医生的指导下进行适当的药物治疗。

2. 痛经

女性痛经是指在行经前后或月经期出现的下腹疼痛、坠胀，伴随腰酸或其他不适，疼痛程度较重以致影响生活和工作质量的现象。痛经的发生主要与月经期子宫内膜前列腺素（一种存在于全身的基于脂肪酸的激素）含量增高有关。痛经为妇科最常见的症状之一，约有 50%的妇女有痛经症状，其中 10%痛经严重。痛经可以使女性在几个小时甚至几天内完全失去行动能力。原发性痛经曾经被认为是一种心理问题，如今它被证实是由于高水平的前列腺素引起的。

痛经在青春期多见，常在初潮后 2 次内发病，疼痛多自月经来潮后，最早出现于经前 12 小时，以行经第 1 天疼痛最剧烈，持续 2～3 天后缓解，疼痛常呈痉挛性，通常位于下腹部耻骨上，可放射至腰骶部和大腿内侧；可伴有恶心、呕吐、腹泻、头晕、乏力等症状，严重时面色发白、出冷汗；妇科检查无异常发现。

痛经分为原发性痛经和继发性痛经两种。

（1）原发性痛经：与任何可诊断的骨盆问题都无关，它发生在子宫出血之前或开始的时候，在月经周期的其他时间则没有痛感。痛经可能非常严重，伴有恶心、虚弱或其他生理症状。

（2）继发性痛经：症状与原发性痛经类似，只不过它是由于某种潜藏的疾病或问题而导致的，疼痛在月经周期以外的时间也有可能发生。继发性痛经的起因可能是盆腔炎、子宫内膜异位、子宫内膜癌或其他疾病，应及时就医诊治。

3. 月经期的注意事项

（1）睡前用洁净的温开水清洗外阴部。擦洗外阴部的毛巾要与其他毛巾分开，清洗外阴前要用肥皂把手洗干净，然后由前往后清洗外阴，最好用流水清洗。忌盆浴，以免污水进入阴道内。

（2）禁游泳，以防上行感染或全身患病。对身体健康、月经正常的女性，在月经期可进行适当的体育活动。宜做比较缓和、运动量不太大的身体活动，如乒乓球、太极拳等。由于月经期与平时状态不一样，所以，锻炼时应注意时间不宜过长，也要尽力避免一些运动比较激烈、容易使腹压增高的运动，如快跑、跳跃等。

（3）所使用的卫生巾要柔软、清洁、勤更换。为了安全、健康，月经期最好不要使用阴道棉塞，使用的卫生巾一般应是较为安全卫生的，要注意选购有注册商标并注明有生产厂家名称和地址、生产日期和保质期的正规产品，以确保卫生巾的质量。另外，在月经期要注意勤换卫生巾，保证外阴部的清洁卫生。

（4）注意适当休息，睡眠要充足，防止过劳，多吃些蔬菜、水果，多饮温开水，可以防止便秘，保证大便通畅。忌食刺激性食物，以免使经血增多。

（5）注意保暖，以免伤风感冒或引起月经稀少，导致痛经。

（6）保持心情愉快。如果心情不佳，可以通过听音乐、散步、读书等方式主动调节自己的情绪。

（7）忌性生活。

第三节 乳 房

一、乳房的结构

乳房位于胸大肌和胸筋膜表面，上起第 2 肋或第 3 肋，下至第 6 肋或第 7 肋，内侧至胸骨旁线，外侧可达腋中线。乳房和乳头有丰富的神经末梢，乳头底部有极小的肌群，是人体重要的性感区。

乳房主要由腺体、导管、脂肪组织和纤维组织等构成。乳腺被脂肪结缔组织分隔成 15～20 个乳腺叶，每叶又分为若干小叶。每一乳腺叶有一个排泄管，称为输乳管，其内部结构有如一棵倒着生长的小树。乳腺叶和输乳管均以乳头为中心呈放射状排列，因此乳房手术时宜做放射状切口，以减少对乳腺叶和输乳管的损伤。胸大肌前面的深筋膜与乳腺体后面的包膜之间为乳腺后间隙，内有一层疏松的结缔组织，但无大血管，隆乳术时假体即从此处植入。成年女性乳房如图 1－7 所示。

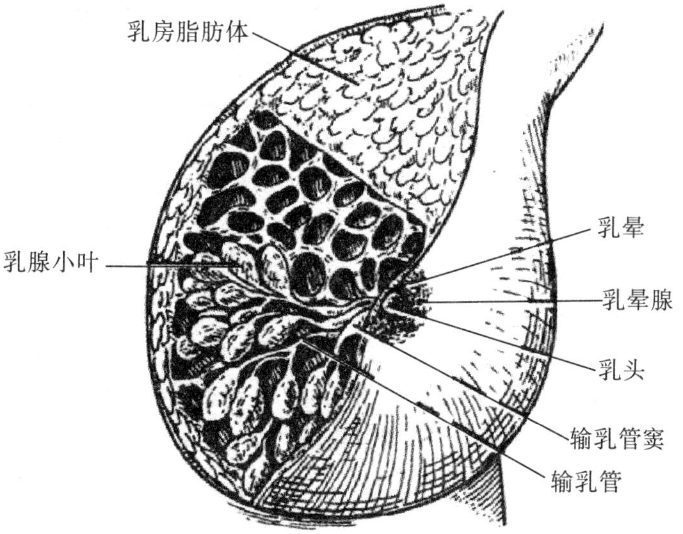

图 1－7 成年女性乳房

（图源：柏树令主编《系统解剖学》第 7 版，人民卫生出版社，2008。）

当青春期来临，性激素水平急速上升，女性的乳房开始发育并增大。成年未哺乳女性乳房呈半球形，紧致而有弹性。乳房中央有乳头，其位置通常在第 4 肋间隙或第 5 肋与锁骨中线相交处。乳头表面有许多小窝，窝内有输乳孔。乳头周围有颜色较深的皮肤环形区，称为乳晕。乳晕表面有许多小隆起的乳晕腺，分泌脂性物润滑乳头。乳头和乳晕的皮肤较薄，易受损伤而感染。妊娠和哺乳期，乳腺增生，乳房增大，乳头和乳晕有色素沉着而变黑；乳房在妊娠和哺乳期有分泌活动。停止哺乳后，乳腺萎缩，乳房变小。

乳房的生殖功能是通过泌乳，即分泌乳汁，为后代提供营养。成熟女性的乳房又称乳腺，由脂肪组织和15~25个以乳头为中心呈放射状的乳腺小叶组成。

当女性怀孕的时候，乳房内部的结构会发生进一步的变化。生育后由于激素的变化，乳腺小叶中称为腺泡的小腺体会开始分泌乳汁。乳汁输送至乳导管，每个乳导管中都有一个扩张的区域储存乳汁。导管经由乳头将乳汁输送到乳房外。泌乳期间，女性的乳房因扩大的乳腺组织和所储存的乳汁而变大。由于乳腺组织的数量在个体间的差异很小，乳汁的产量与乳房的大小没有关系。对不处于泌乳期的女性来说，乳房的大小主要取决于脂肪的多少，是由遗传性因素决定的。

二、乳房的卫生保健

（一）青春期的乳房保健

进入青春期后，第二性征开始发育。女孩（9~12岁）的乳房因卵巢分泌的激素的刺激，开始出现乳核，并慢慢增大。一般两侧乳房呈对称性发育。随着年龄的增长，到青春后期，女孩的乳房已经变得丰满而富有弹性。乳房发育过程中出现的一些现象可能引起少女的困惑和不安，如是否戴胸罩，乳房发育不良，乳房过小或过大，两侧乳房不匀称，乳房畸形以及乳房肿块等问题。此期对乳房的保护与保健尤为重要。

1. 穿戴衣物应适宜

乳房发育初期，自感有些不适、疼痛，特别是运动时尤甚，应该及时穿戴合适的内衣。少女在15岁左右乳房发育基本定型，但个体差异性较大。一般情况下，可用软尺从乳房上缘经乳头量至下缘，大于16 cm时即可穿戴胸罩。胸罩以棉织品为好，不宜太紧或太松，太紧压迫乳房使乳头内陷并影响乳房血液供应，使血液循环不畅，易造成乳房发育不良；太松则起不到托举乳房的作用，易致乳房下垂。

2. 保持乳房的清洁卫生

青春期的少女，由于内分泌的原因，每当月经周期前后，可能会有乳房胀痛、乳头痒痛现象出现，这时不要随意挤弄乳房、抠剔乳头，以免造成破口而发生感染。要经常清洗乳头、乳晕甚至整个乳房，因为乳晕有许多腺体，会分泌油脂样物质，它可以保护皮肤，但也会沾染污垢等。

3. 注意姿势

平时走路要抬头挺胸，收腹紧臀；坐姿也要挺胸端坐，不要含胸驼背；睡眠时要取仰卧位或侧卧位，不要俯卧。

4. 避免外伤

在劳动或体育运动时，要注意保护乳房，避免撞击伤或挤压伤。

5. 做好胸部健美，加强体格锻炼

青春期是生长发育的第二个高峰时期，除了全身运动外，还要加强胸部的肌肉锻炼，如适当多做些扩胸运动、俯卧撑，或扩胸健美操等。

6. 局部按摩

坚持早晚适当地按摩乳房，方法是由外向内，以乳房为中心，轻柔而有节律地双向按摩，从而促进神经反射作用，改善脑垂体的分泌。

7. 营养适度

青春期女性不能片面地追求苗条而盲目地节食、偏食，要适量摄入蛋白质和脂肪。例如，鱼、肉、蛋、禽等能增加胸部的脂肪量，保持乳房丰满。同时要注重蔬菜瓜果的均衡摄入，健美的乳房需要丰富的营养，它与全身的营养状态关系密切。

（二）乳腺癌

乳房是由皮肤、纤维组织、乳腺腺体和脂肪组成的，乳腺癌是发生在乳腺腺上皮组织的恶性肿瘤。乳腺癌有99%发生在女性，男性仅占1%。乳腺并不是维持人体生命活动的重要器官，原位乳腺癌并不致命。但由于乳腺癌细胞丧失了正常细胞的特性，细胞之间连接松散，容易脱落。癌细胞一旦脱落，游离的癌细胞可以随血液或淋巴液播散全身，形成转移灶，进而危及生命。目前，乳腺癌已成为威胁女性身心健康的常见肿瘤。

据世界卫生组织国际癌症研究中心（International Agency for Research on Cancer，IARC）统计，2012年全球女性乳腺癌标化发病率为43.1/10万，标化死亡率为12.9/10万，居于女性常见肿瘤的首位。从世界范围看，中国女性乳腺癌的发病率和死亡率显著低于世界平均水平。但是，随着人口老龄化以及饮食结构的改变，我国乳腺癌的发病率和死亡率逐年上升，并呈年轻化趋势。

1. 乳腺癌的高危人群

（1）有明显的乳腺癌遗传倾向者。

（2）既往有乳腺导管或小叶中重度不典型增生或小叶原位癌患者。

（3）既往有胸部放疗史的患者。

2. 乳腺癌的高危因素

乳腺癌的病因尚未完全清楚，研究发现，乳腺癌的发病存在一定的规律性，具有乳腺癌高危因素的女性容易患乳腺癌。所谓高危因素是指与乳腺癌发病有关的各种危险因素，而大多数乳腺癌患者都具有的危险因素称为乳腺癌的高危因素。

（1）乳腺增生多年不愈。

（2）常用激素类药品（如避孕药）或化妆品。

（3）独身未育或婚后不育。

（4）有乳腺癌家族史。

（5）过早的初潮年龄：初潮年龄早于13岁者发病的危险性为初潮年龄大于13岁者的2.2倍。

（6）高脂、高能量饮食。

3. 乳腺癌的临床表现

早期乳腺癌往往不具备典型的症状和体征，不易引起重视，常通过体检或乳腺癌筛查发现。以下为乳腺癌的典型体征：

（1）乳腺肿块。80%的乳腺癌患者以发现乳腺肿块首诊。患者常无意中发现乳腺肿块，多为单发，质硬，边缘不规则，表面欠光滑。大多数乳腺癌为无痛性肿块，仅少数伴有不同程度的隐痛或刺痛。

（2）乳头溢液。非妊娠期从乳头流出血液、浆液、乳汁、脓液，或停止哺乳半年以上仍有乳汁流出者，称为乳头溢液。引起乳头溢液的原因很多，常见的疾病有导管内乳头状瘤、乳腺增生、乳腺导管扩张症和乳腺癌。对于单侧单孔的血性溢液应进一步检查，若伴有乳腺肿块更应重视。

（3）皮肤改变。乳腺癌引起皮肤改变可出现多种体征，最常见的是肿瘤侵犯了连接乳腺皮肤和深层胸肌筋膜的韧带，使其缩短并失去弹性，牵拉相应部位的皮肤，出现"酒窝征"，即乳腺皮肤出现一个小凹陷，像小酒窝一样。若癌细胞阻塞了淋巴管，则会出现"橘皮样改变"，即乳腺皮肤出现许多小点状凹陷，就像橘子皮一样。乳腺癌晚期，癌细胞沿淋巴管、腺管或纤维组织浸润到皮内并生长，在主癌灶周围的皮肤形成散在分布的质硬结节，即所谓"皮肤卫星结节"。

（4）乳头、乳晕异常。肿瘤位于或接近乳头深部，可引起乳头回缩。肿瘤距乳头较远，乳腺内的大导管受到侵犯而短缩时，也可引起乳头回缩或抬高。乳头湿疹样癌，表现为乳头皮肤瘙痒、糜烂、破溃、结痂、脱屑伴灼痛，以及乳头回缩。

（5）腋淋巴结肿大。大医院收治的乳腺癌患者 1/3 以上有腋淋巴结转移。初期可出现同侧腋淋巴结肿大，肿大的淋巴结质硬、散在、可推动。随着病情发展，淋巴结逐渐融合，并与皮肤和周围组织粘连而固定。晚期可在锁骨上和对侧腋窝摸到转移的淋巴结。

4. 乳腺癌的筛查

乳腺癌可以通过人群筛查来及早发现、早诊断、早治疗，以显著改善生存质量。普及以人群为基础的乳腺癌筛查，无论是现在还是未来的很长一段时间内，都会是我国乳腺癌预防控制的重点所在。乳腺癌筛查是通过有效、简便、经济的乳腺检查措施对无症状妇女开展筛查。其最终目的是降低人群乳腺癌的死亡率。

筛查分为机会性筛查和群体普查两种。机会性筛查是妇女个体主动或自愿到提供乳腺筛查的医疗机构进行相关检查，群体普查是社区或单位实体有组织地为适龄妇女提供乳腺筛查。

（1）女性参加乳腺癌筛查的起始年龄：

1）机会性筛查：一般建议从 40 岁开始，但对一些乳腺癌高危人群可将筛查起始年龄提前到 20 岁。

2）群体普查：我国暂无推荐年龄，目前国内开展的任何群体普查均属于研究阶段，缺乏不同年龄成本效益分析的数据。原卫生部开展的农村妇女免费乳腺癌检查年龄为 35～65 岁，采用超声检查为主，补充乳腺 X 线检查。国际上推荐对 40～50 岁的女性开始普查。

（2）用于乳腺癌筛查的措施：

1）乳腺 X 线检查：对 40 岁以上的女性每侧乳房摄两个体位（头足轴位和侧斜位）进行乳腺 X 线检查，并由两位以上专业放射科医师独立阅片。因乳腺 X 线对年轻致密乳腺组织穿透力差，故一般不建议对 40 岁以下、无明确乳腺癌高危因素或临床体检未发现异常的妇女进行乳腺 X 线检查。

2）乳腺临床体检：将体检作为乳腺筛查的联合检查措施，可弥补乳腺 X 线筛查的遗漏。

3）乳腺自我检查：由于该检查可以提高妇女的防癌意识，故仍鼓励基层医务工作者向妇女传授每月 1 次乳腺自我检查的方法。绝经前妇女应建议选择在月经来潮后 7～10 天进行。

4）乳腺超声检查：鉴于中国人乳腺癌发病高峰较靠前，绝经前患者比例高，乳腺相对致密，超声可作为乳腺癌筛查的辅助手段。

5）乳腺磁共振（MRI）检查：作为乳腺 X 线检查、乳腺临床体检或乳腺超声检查发现疑似病例的补充检查措施。

6）其他检查：目前的证据不支持近红外线扫描、核素扫描、导管灌洗等检查作为乳腺癌筛查方法。

（3）延误乳腺癌早期诊断的原因：乳腺位于人体表面，从理论上讲诊断并不困难，但就目前我国医院统计的资料来看，早期病例仍占少数。对于延误乳腺癌早期诊断的情况可能存在以下原因：

1）早期乳腺癌大多是无痛性肿物，身体可以无任何不适，既不影响生活，也不影响工作。

2）女性对医学科普知识了解不够，对乳腺癌的临床特征认识尚不清晰，日常生活中缺少对这一疾病的警惕性。

3）少数妇女受陈旧观念的束缚，思想守旧，羞于体格检查，不愿意去医院检查乳腺。

4）图省事方便，听信个别人的无稽之谈，或过于迷信某个仪器的诊断，放松警惕，不再进一步检查。

5）有些人读过一些肿瘤的书籍或受周围人的影响，有恐癌心理，担心自己患乳腺癌而不敢去医院检查，且身陷不患乳腺癌取决于不去医院的误区。

6）生活节奏快，工作繁忙，不重视自己的身体。即使有不适，也没时间去医院。

以上这些错误做法造成不少乳腺癌患者延误了早期诊断的时机。

5. 乳腺癌的诊断

（1）乳腺癌的早期发现、早期诊断，是提高疗效的关键。应结合患者的临床表现及病史、体格检查、影像学检查、组织病理学和细胞病理学检查结果，进行乳腺癌的诊断与鉴别诊断。

（2）多数患者是自己无意中发现乳腺肿块来医院就诊的，少数患者是通过定期体检或筛查被发现乳腺肿物或可疑病变。可触及肿块可采用穿刺活检或手术切除活检明确诊断。若临床摸不到肿块是靠影像学检查发现可疑病变，可借助影像学检查定位进行活检。病理学检查是乳腺癌诊断的“金标准”。

6. 乳腺癌的预防

乳腺癌的病因尚不完全清楚，所以还没有确切的预防乳腺癌的方法。从流行病学调查分析，乳腺癌的预防可以考虑以下几个方面：

（1）建立良好的生活方式，调整好生活节奏，保持心情舒畅。

（2）坚持体育锻炼，积极参加社交活动，避免和减少精神、心理紧张因素，保持心态平和。

（3）养成良好的饮食习惯。婴幼儿时期注意营养均衡，提倡母乳喂养；儿童发育期避免摄入过量的高蛋白质和低膳食纤维饮食；青春期不要大量摄入脂肪和动物性蛋白质，加强身体锻炼；绝经后控制总能量的摄入，避免肥胖。平时养成不过量摄入肉类、煎蛋、黄油、奶酪、甜食等的饮食习惯，少食腌、熏、炸、烤食品，多食用富含维生素、胡萝卜素的新鲜蔬菜和水果，以及橄榄油、鱼、豆类制品等。

（4）积极治疗乳腺疾病。

（5）不乱用外源性雌激素。

（6）不长期过量饮酒。

（7）在乳腺癌高危人群中开展药物性预防。美国国立癌症中心负责开展了他莫昔芬（三苯氧胺）与雷洛昔芬等药物预防乳腺癌的探索性研究。

（周欢）

第二章　性心理

【本章提要】

- 性心理是人类在性行为活动中的各种心理反应。本章的任务主要是介绍关于性心理的基本知识，这不仅是理解性行为与性健康的重要部分，也是学习后续性行为与性健康章节的基础。
- 本章主要从性别的自我概念、性唤起以及性反应三个方面对性心理进行详细介绍。这些性心理的部分之间不是独立的，而是存在密切的联系。它们相互联系、相互制约，构成了一个稳定的性心理系统。

第一节　性别的自我概念

性别即性的差别，本章是指男女两性在心理学上的差异。性的差异不仅存在于生理方面，同时也存在于心理方面。性心理的差异是指精神功能和精神行为的差别。这些差别主要源自生理、发育以及文化性因素的交互作用。这些差别存在于多个方面，比如精神卫生、认知能力、个性以及暴力倾向。这些差别可能是天生的，也有可能是后天获得的。诸多因素综合起来对性的差别产生了影响，这些因素包括情绪、动机和认知等。

一、出生前的性分化

性分化是指性别的发展过程。这个过程的发生可以追溯到出生前，也就是胚胎—胎儿时期。在性分化的过程中，胎儿能够获得女性或者男性的特征。性的分化是由性腺分泌的类固醇激素（甾类激素）激发和控制的，这些激素能够在永久性的分化性器官中发挥组织协调作用。出生前的性分化从孕期的第 6 周便已开始了。

在直接的证据下，女性和男性在出生前就已经有了包含生理、心理方面在内的不同。比如，女性的语言能力在出生前普遍比男性发育好，而男性在视觉空间和数学方面的能力在出生前也已经优于女性。在出生前，根据大脑发育的特点，男性往往更加具有攻击性，而女性往往更为贤淑内敛。同时，男性相比于女性也有更多的关于阅读、言语和情绪方面的不同特征，这些特征在出生前就已经出现了分化。一项来自 Neuroscience & Biobehavioral Reviews 的分析认为，同情心在性别上的差异在出生的时候就已体现出来了，而且这种差异会贯穿人的整个生命周期。

二、性别形成理论

在性别形成的过程中，除了生理性因素（如基因、激素等）对性别的形成产生影响外，认知过程与社会环境均对性别的形成起到一定的作用。目前有很多理论对认知过程的这种作用进行了解释和总结，这些理论主要关注于儿童是如何组织和消化来自社会环境的信息，并强调儿童在这个过程所扮演的主动角色（他们并不是来自社会环境信息的被动接收者）。

（一）社会认知理论

社会认知理论在早期受到了很多的批评，因为它主要关注简单的、单向的环境对行为的影响，而人的发展过程是极其复杂的。因此，有人提出了更为合理的社会认知理论。Bandura 的社会认知理论基于早期的社会学习理论，强调人的发育是许多复杂因素交互作用的结果。社会认知理论通常联系了行为（如活动类型）、人（如期望、意图和目的）和环境（如模仿、加强）三组变量，且三组变量之间相互影响。目前这个理论仍旧主要展现儿童的社会经历是如何影响他们的行为，但它也强调儿童在观察学习过程中的主动角色。他们能够主动地选择环境中特定的事件或者人物，然后从意识层面组织、结合以及演练观察到的行为，决定何时去执行这种行为，最终评价这种行为带来的结果。

正如早期的社会学习理论，Bussey 和 Bandura 指出，性别的形成很大程度上依赖于早期的外部因素。他们认为，人从出生以来的社会化历史给他们提供了特定的男性或者女性的信息，这些包括他们的衣服、玩具、参与的活动等。而且毫无疑问的是，在家庭甚至整个文化当中，性别固化的模仿作用也不容忽视。当孩子做出与自己性别不相符的某些行为，就会遭到成人或者同龄人的奚落，因此孩子便会朝着性别固化的方向靠拢。

孩子行为的选择性和灵活性也是存在的，这也正好解释了认知的过程。基于以上提到的社会经历，一旦孩子主动开始按照与其性别相符的标准去做出行为的时候，他们的行为也就不再取决于外部的奖励或者惩罚。相反，他们因为按照自己的标准去做出行为而感到满意，从而由此指导自己的行为，这也被称为正导向。而且，他们会评价自己的行为是否违反了某些标准，即使是在没有外部奖励的条件下也会为做出与标准相符的行为而感到满意。

（二）认知发展理论

虽然 Bandura 的社会认知理论强调认知与内容的自我约束，许多理论学家仍然认为在分析儿童的性别形成时，应该有更多的基础认知过程被予以考虑。具体而言，研究人员认为，孩子的自我概念在他们自我鉴定性别的过程中起到了很大的作用。在认可观察学习的重要性的同时，Kohlberg 用不同的方法呈现出了孩子是如何理解并实施扮演他们性别角色的。他的理论假定基本的性别态度不是直接来源于生理上的直觉或者单纯的文化规范，而是孩子将他/她的社会世界与性别角色保持一致的认知产物。

在 Kohlberg 看来，男孩子认为“我是男孩，所以我想要做男孩的事情，因此做男孩的事情是积极的”。他也强调了性别角色形成中的自我社会化；社会环境中包含大量的性别角色信息，但孩子会主动地按照与那些信息一致的方向去寻找、组织、实施行为。这种观点与那种认为孩子是简单地因为奖励或者惩罚而按照性别去实施行为的观点有很大的不同。

这种理论的最主要的启示是孩子对性别角色的理解与认同主要取决于他们的自我性别鉴定，即他们自我感觉是男孩或者女孩。Kohlberg 将这种理论与孩子的性别形成过程进行了整合，从而提出性别的形成总共有三个阶段。

第一阶段：性别标记期。孩子能够将自己和其他人（如爸爸或者妈妈）鉴别为男孩或者女孩。然而，这个阶段的性别在时间和外貌体征方面不是稳定的。例如，头发的长短或者衣服的类型等对他们进行性别鉴定有较大的影响。

第二阶段：性别稳定期。在这个阶段，孩子在识别性别方面是稳定的：男孩将要朝着爸爸的方向成长，女孩会朝着妈妈的方向成长。然而，他们对性别的恒定特质还没有完全理解。时间和外貌体征仍旧对他们的判断有影响。

第三阶段：性别一致期。孩子能够完全理解性别不是随着时间和情景的改变而改变的。

在 3 岁左右的时候，也就是在性别标记期，孩子变得能够准确地将自己标记为男孩或者女孩。几年后，孩子进入性别稳定期，他们能够了解到这种性别的标记会一直延续下去（男孩将要朝着爸爸的方向成长，女孩会朝着妈妈的方向成长）。在六七岁，也就是性别一致期的时候，孩子能够理解不管时间和环境如何变化，外貌体征有何不同，性别都是不变的。

更为重要的是，Kohlberg 认为孩子的性别认定也能够让他们的性心理态度更稳定。因此，能够成熟地理解性别的一致性被认为是性别形成过程中非常关键的一步。

（三）弗洛伊德理论

弗洛伊德理论认为，随着孩子的成长，他们的性心理也经历了一系列的阶段变化。在每个阶段，性欲体现于身体的不同部位。弗洛伊德将性心理的发展过程分为以下五个阶段。

（1）口唇期（0～1 岁）：此期的婴幼儿以吸吮、咬和吞咽等口腔活动为主来满足本能和性的需要。

（2）肛门期（1～3 岁）：此期的孩子可以通过排便等活动满足性的需要。

（3）性器期（3～7 岁）：此期的孩子主要通过对外生殖器的意识和把玩外生殖器来满足性的需要。

（4）性潜伏期（7～13 岁）：此期的儿童本能的性冲动隐而不显，对性的兴趣主要从团体活动中获得满足。

（5）性征期（14 岁以后）：此期青少年的性需求再度显现，能够以较为成熟的方式与人建立亲密关系。

成功地完成每一个阶段能够让个体获得健康的性格。但是，如果某一个阶段出现了问题，那么他/她将会一直挣扎并停留在此阶段，可能会过多地依赖或者迷恋某些与此阶段有关的事物。例如，某人固定在了口唇期，那么他就会对与口有关的性活动表现出极大的兴趣与依赖。

（四）性别基模理论

性别基模理论是在 1981 年由 Sandra Bem 提出的，之后在 1983 年由 Carol Martin 和 Charles Halverson 进行了完善。Bem 最早提出这种理论是为了纠正那个时期的心理分析理论、发展理论和社会学习理论的缺点。她认为，弗洛伊德的理论太过于关注人的解剖结构对性别形成的影响。因此，她提出，孩子的认知发展与社会影响同时对性别的形成产生着重大效应。

性别基模理论的核心观点是孩子从他/她所处的文化中学习到性别的差距，特别强调文化环境在性别形成中的重要性。这一理论认为，孩子会根据他们所处文化的社会规范调整他们对性别的认知。性别基模是基于孩子与他人、环境和文化之间的互动、交流和观察之上所建立的，孩子通过观察他/她所处的社会和文化是如何定义男性和女性的，从而形成自己的性别基模。例如，一个六七岁的男孩很有可能有一个基模，这个基模包含诸如哪些衣服是适合男孩穿的、哪些衣服是适合女孩穿的等信息，因此，他会拒绝穿裙子这种他认为只适合女孩穿的衣物；又如，一个小孩长期看她的母亲做饭，那么她很有可能会将此与她的性别联系起来，所以她会把做饭当作一种女性行为，并且相比于男孩会对做饭更加感兴趣。根据性别基模理论，孩子最开始的时候会发展出一个简单的区别男性和女性的概念。他们在两三岁的时候首先了解到自己的性别，然后逐渐学习在自己所处的社会里什么是男性，什么是女性。一旦他们对此有了清楚的理解，就会主动去索取那些与性别角色和性别特点有关的信息。之后，他们会展示出与其性别相符的行为。

社会对男性特点和女性特点的观念决定了性别基模的发展。这些性别基模不仅影响着人们如何处理社会信息，而且影响着他们的态度、观念以及行为。例如，一个孩子生活在一个相对传统的社会氛围里，他/她可能了解到的就是女性的角色是照顾孩子、照顾家庭，而男性的角色是工作养家。一个在传统文化环境里面长大的女孩很可能相信她作为一个女性将来的路径就是结婚、生子、照顾家庭；而一个在更为开放的文化环境里面长大的女孩很可能相信，她作为一个女性在社会中同样拥有很多的机会，比如从事科技行业、医疗行业等。Bem 认为，这些性别基模对男性、女性甚至整个社会发展来说都是一种限制，一个没有性别基模或者性别基模很少的孩子将来会得到更少的限制以及更多的自由。她将个体归类为以下四种不同的性别种类：

（1）传统性别化：通过性别基模来处理信息以及鉴别性别。

（2）反传统性别化：通过与前者完全相反的角度来处理与性有关的信息以及鉴别性别。

（3）两性化：同时展示出男性和女性的思维模式。

（4）未分化：不能稳定地展示出男性或者女性的思维模式。

Bem 还针对她的性别基模理论发展了一套用于测量和鉴定性别的工具（问卷）。问卷由 60 个描述男性、女性和中性的单词组成，受访者按要求针对每一个单词做出自己的回答，答案不是简单地回答是或者不是，而是在一个连续性的维度上做出选择。这套测量工具在 1974 年问世，如今已经成为这个领域内最为流行的测量工具之一。

尽管性别基模理论是一个严谨而且具有一定实际解释效果的性别形成理论，但是对这个理论的批评声音也是存在的。一些理论学家认为，性别基模理论将个体在性别基模的发展过程中简单地描述成被动的旁观者，而忽视了其他复杂的因素对性别形成的影响。此外，也有人认为，性别基模理论机械地将男性和女性分成两个完全独立的团体，这无疑固化了对性别的偏见。例如，女人经常被认为是很情绪化的，而男人更加富有攻击性，但是这些特点不是在所有的男性或者女性中都存在。也有学者认为性别基模理论鼓励男权，对性别的刻意分化会将男性放在一个比女性更高的层面上，从而使男性比女性的社会地位更高，以至于人们会认为男性的成功是先天的优势而女性的成功往往会被归于运气。

无论如何，性别基模理论对性别形成的解释都有很好的帮助。事实上，社会文化对一个孩子性别形成的影响在他/她出生之前就已经开始了。父母针对孩子性别所取的名字、所备置的房间等都在影响着孩子性别的形成。性别基模所带来的影响贯穿了人的一生，在社会中也是根深蒂固的。性别基模理论是一种能解释这种现象的很好的理论，同时也是一种使性别差异更加固化的方法。

三、性别认同困难

性别认同困难又称性别认同障碍（Gender dysphoria/gender identity disorder），即人对自己的性别鉴定与自己本身生理学上的性别不符。

性别认同障碍的流行病学调查发现它在人群中发生的比例，荷兰和比利时为0.05%，美国麻省为0.5%，新西兰为1.2%。基于一项研究结果，0.005%～0.014%在出生时是男性、0.002%～0.003%在出生时是女性的人被诊断出患有性别认同障碍，这些数据被认为比实际值低。男女间发生性别认同障碍的比例在不同时期也是不同的，儿童时期发生性别认同障碍的男女（出生时的性别）比例大概是1∶1，而到了成年，这一比例变为大约3∶1。

性别认同困难作为一种心理障碍被收录在2017年版的国际疾病分类（ICD-10）中。它之所以被当作一种疾病不是因为它本身是一种心理问题，而是与它相关的或者由它引起的明显的压抑情绪。

针对性别认同困难的治疗措施主要包括心理咨询、心理治疗、激素治疗、性别表达或者是手术。接下来主要介绍性别认同困难的主要症状或体征、发生原因、临床诊断以及治疗。

【症状或体征】

在儿童中，性别认同困难的症状可以包括对自己性器官的厌恶、不喜欢和同龄人玩、焦虑、孤独以及抑郁。另外，根据美国心理学会的报告，性别认同困难的儿童较其他同龄人更有可能受到骚扰和暴力对待，无论是在学校、收养所或是少年监狱。

在成人当中，患有性别认同困难的人更有可能经历压力、孤立、焦虑、抑郁、自暴自弃甚至自杀。相较于其他群体，性别认同困难的人发生自杀情况的概率要高得多。具体而言，美国一项针对6450个性别认同困难人群的研究发现41%的人尝试过自杀，而同时期美国尝试自杀的平均概率仅为1.6%。

【原因】

如前所述，性别认同困难的主要原因是与之相关的压抑情绪。而产生这些压抑情绪的原因有可能是受到社会的不认同、排斥甚至是侮辱。这也正是之前提到的性别基模理论受到批评的部分原因，如果社会不去刻意强调性别之间的差异，那么这类人产生心理问题的概率就小得多。

此外，其他引起性别认同困难的原因还包括遗传异常、内分泌问题（如睾丸激素或子宫激素失调）、社会性因素（如生活环境）以及各种因素的综合作用。

近年来，也有人提出，引起性别认同障碍的原因还包括教育性因素。具体而言，他们认为，如果父亲在教养孩子的过程中没有发挥作用、母亲在孩子的教养过程中太过专权或者学校教师的性别比例严重失调等也会导致孩子产生性别认同障碍。

【临床诊断】

要达到性别认同障碍的诊断标准，需要个体存在以下症状 6 个月以上。

在儿童期，包括以下症状：即使自己事实上是一个男孩（或拥有男孩的性器官），也一直坚称自己是女孩，反之亦然；喜欢和异性（但自己认为他/她与自己是同性）的朋友一起玩；拒绝一切与他/她生理性别相符的衣服、玩具和游戏；喜欢采取与他/她生理性别不符的方式小便；不想要自己的性器官；即使自己拥有女孩的性器官或者特质，仍然相信自己将来会成长为一个男人，反之亦然；对青春期发生的身体上的变化产生极大的反感或者压力。

在成人期，包括以下症状：非常确信他/她的真正性别与自己的身体不符；对自己的性器官感到厌恶，他们为了避免看到或者接触到自己的性器官，可能拒绝洗澡、换衣服或者发生性行为；有非常强烈的摆脱自己性器官/性特征的愿望。

【治疗】

对性别认同困难进行治疗的目的不是改变他们针对自己性别所产生的想法，而是解决他们的压抑等情绪问题。

首先，向心理医生咨询、与心理医生交谈是非常重要的。再者，可以选择采取一些方法来让自己的外表看起来与他们期望的性别相符。这些方法可能包括穿不同的衣服、使用不同的名字、服用一些药物或者是采取手术。

在青春期刚开始的时候，可以选择在医生和心理医生的指导下服用一些激素（雄激素或者雌激素）来阻止第二性征的明显化。在成年的时候，也可以在指导下选用激素（雄激素或者雌激素）来发展或者形成一些自己想要的身体特征；当然，这个时期也可以选择采用手术的方法。这种方法也有区别，有些人可能想要通过完全彻底的手术来改变他们的性别，而有些人仅仅想要通过手术来改变他们的外貌。

第二节　性唤起

性唤起（sexual arousal）指的是在性活动前或者性活动中性欲望的唤起。它是人体为了即将到来的或者正在进行的性活动而产生的一系列生理和心理层面的反应。在不同的情境下，人能够被不同的生理或心理性因素所唤起。一个浪漫的环境、音乐或者其他安抚的情景都有助于性的唤起。潜在的性唤起的刺激物因人而异，也因不同的时间而异；性唤起的程度也因人因时而异。然而，人类不同于动物，人类没有性唤起的季节差别，全年都能够被性唤起。一项来自加拿大 McGill University 的科学研究结果表明，男性和女性达到完全性唤起所需要的时间并没有显著的差别。平均而言，男性和女性都需要 11～12 分钟来达到完全的性唤起。

一、激素

在性唤起的过程中发挥作用的激素包括雄激素、雌激素、孕激素、缩宫素和抗利尿激素等，对这些激素作用机制的了解目前还在不断完善中。

（一）雄激素

雄激素主要是睾酮（睾丸酮），对性唤起机制（central arousal mechanisms）的强大作用使它在男性的性唤起过程中扮演着重要的角色，相比之下，对女性的性唤起作用就要复杂得多。首先，研究发现不使用激素避孕的女性的睾酮在性唤起后有所升高。再者，同时拥有多个性伴侣的女性的睾酮也要明显高得多，有可能是增高的睾酮促进了性唤起和拥有多个性伴侣的欲望；也有可能是与多个性伴侣的性活动引起了睾酮的升高。另外，也有研究指出，即使睾酮在女性的性唤起中扮演了一定的角色，但是它的这种作用有可能被共同存在的心理等因素干扰。

（二）雌激素和孕激素

雌激素（主要是雌二醇、雌酮）和孕激素（主要是孕酮）在女性性唤起的过程中产生了某些效应。具体而言，雌激素被发现在女性的性唤起中是有正向作用的；而孕酮却恰恰相反，其作用是负向的。在女性生理周期中的排卵期，性唤起可能会变得更加容易，在这一时期，雌激素增高而孕酮降低。

在性吸引方面，会因生理周期的阶段不同而有所差异。对未使用药物避孕的异性恋女性而言，在她们的雌激素升高的时候，会被具有某些特征的男性散发出的味道所吸引，也会对拥有阳刚面庞的男性感兴趣。在月经周期结束后，大多数女性会经历性欲望的降低。而月经周期又与雌激素的快速降低和雄激素的稳步下降高度相关。因此，可以相信，雌激素和雄激素的降低是与性欲望的降低有关系的，而性欲望又与性唤起之间密不可分。

（三）缩宫素和抗利尿激素

缩宫素和抗利尿激素（血管升压素）都作用于男性和女性的性唤起。缩宫素是在性高潮的时候被释放，并且与性活动中的欢快情绪和两性间的情感纽带存在关系。在性活动中，由缩宫素释放而增加的欢快情绪会让个体更加愿意继续性活动；性活动中，两者情感上的靠近和亲密会导致女性的性欲望增加，然而缩宫素的释放不足可能会对性唤起产生负面作用。

对女性而言，抗利尿激素的增高会导致性欲望的降低。研究发现，抗利尿激素的释放与女性攻击性的增强是相关的，而攻击性的增强会导致女性产生不关切的情绪以及对性对象产生敌对情绪，从而损害女性的性唤起。在男性当中，性唤起会伴随抗利尿激素的出现而发生，在男性的性唤起过程中，抗利尿激素会诱导男性生殖器勃起，而在射精结束后抗利尿激素又会恢复基准水平。因此，抗利尿激素是通过引起男性生殖器的勃起与性唤起相关的。

二、大脑

一项来自法国的研究发现大脑活动与性唤起之间是相关的。研究人员不仅发现了大脑活动与性欲望的关联性，还精确定位了有关的大脑具体部位。视觉刺激在性唤起中的重要作用会在接下来的一节进行详细阐述。

与性唤起密切相关的四个大脑区域如下：

（1）下颞叶皮质（inferior temporal cortex）：该区域与视觉紧密联系，研究人员因此推断，这个区域活跃的原因可能是研究对象正在对观看的视频（视觉刺激）进行评价以及分析。

（2）右眶额皮质（right orbitofrontal cortex）：该区域往往被认为与情绪有关。

（3）右侧岛叶（右侧脑岛，right insula）：该区域的活跃可能与生理变化（如心脏搏动加速、生殖器勃起等）引起的主观感受有关系。

（4）右尾状核（right caudate nucleus）：该区域可能参与控制性唤起是否导致性活动。

另外一项来自美国的研究也证实了性唤起与大脑活动之间的关系。这项研究同样采用功能性磁共振来检验二者是否存在关系。相似但又有所不同的是，他们发现与性唤起有关的大脑活动区域包括：右侧岛叶、左尾状核（right caudate nucleus）、右侧枕中皮质（right middle occipital）、颞中回（middle temporal gyri）、双侧扣带回（bilateral cingulate gyrus）、右侧感觉运动和运动前区。

尽管目前针对大脑和性唤起的研究不多且研究结果有略微出入，但是可以确定的是，在性唤起的过程中，大脑参与了一系列的活动，并且通过改变情绪、指导生理反应、控制激素的释放等活动来使人产生性唤起的冲动与反应。

三、感觉

根据不同的感觉分类，性唤起的刺激物可以分为触觉、视觉和嗅觉三类。虽然听觉通常被认为相比较于触觉、视觉和嗅觉而言是次要的，但它也可以作为一种性唤起的刺激物存在。最终导致性唤起的性刺激物可以包括谈话、阅读、看电影或者图片、味道或者情景和任何能够产生性唤起的想法或者回忆。在正确的环境下，这些都会导致个体产生身体接触的愿望。这些身体接触包括亲吻、拥抱和对性感带（身体对性刺激特别敏感的器官或者区域，也称为性敏感区）的爱抚。在身体接触之后，会进一步让个体产生直接接触胸部、乳头、性器官或者是发生性活动的欲望。接下来从五种感觉来讨论感觉与性唤起之间的关系。

（一）视觉

视觉与性唤起的关系可以从两个层面展开。第一个层面是个体对另一个体外表的审美。例如，有人经常进行体育锻炼让自己的身体线条更好，更加性感；也有人通过穿着打扮让自己更加性感，从而使性唤起更加容易。第二个层面包括周围环境对视觉的影响。例如，有人会使用某些颜色、蜡烛或者昏暗的灯光来达到性唤起的目的。

（二）听觉

刺激听觉也能达到性唤起的目的。可以从两个方面实现：一方面是个体通过制造某些声音来达到性唤起。例如，讨论某些与性有关的话题，或者在同伴的耳边制造浪漫的耳语，等等。另外一方面，可以通过改变环境的声音来实现性唤起。例如，播放能够刺激性欲的音乐等。

（三）触觉

触觉也可分为两个层面。首先，早期的触觉包括亲吻、拥抱和对性感带的抚摸等。持续下去，触觉可以深化为对性器官等部位的直接刺激。需要指出的是，性交过程的触觉也对性唤起的延续起到了作用。触觉对不同人，在不同时间、不同环境下的作用效果是不一样的，而且性伴侣之间会随着彼此的熟悉而对触觉的敏感度下降。

（四）嗅觉

嗅觉可以直接作用产生性唤起，部分人会对人身体本身的味道产生性唤起，如汗液的味道。但对大多数人而言，产生性唤起的主要嗅觉刺激可能是香水、按摩油等产生的特殊味道。

（五）味觉

味觉可以直接作用产生性唤起，也可以通过人的记忆来产生作用。在直接作用的情况下，口交中的味觉是很重要的，而不好的味觉反馈甚至可能终止性唤起。

第三节 性反应

伴随着个体被性唤起或者参与一些性活动最终导致性高潮的一系列生理和情绪上的变化称为性反应。针对性反应的理论研究，不同的研究人员提出了不同的理论模式。这些模式包括三个、四个或者五个独立的阶段，而且每个阶段都是不同的。在这些理论模式中，马斯特斯和约翰逊四期模式的影响最为显著。

一、马斯特斯和约翰逊四期模式

（一）四期模式基本情况

在性反应的理论模式当中，由马斯特斯和约翰逊（William H. Masters and Virginia E. Johnson）在20世纪80年代提出的四期模式被广泛接受。在这个四期模式里，按照发生的时间顺序，它们分别是性兴奋期（excitement phase）、性亢奋期（plateau phase）、性高潮期（orgasmic phase）和性消退期（resolution phase）。

1. 性兴奋期

性兴奋期又称性唤起期（arousal phase）或者初期兴奋阶段（initial excitement phase）。在这个阶段，身体已经为即将到来的性交活动做好准备，它的发生是由于个体受到了身体或心理上的性刺激，包括接吻、安抚或观看情色的图片等。性兴奋期可以持续几分钟到几个小时不等。关于这个阶段的时间长短和刺激方式的差异会因不同的社会文化环境以及个体的不同而有差异。

性兴奋期的特点包括：肌肉紧张度增加、心脏搏动速率加快、呼吸频率加快、皮肤出现充血（前胸和后背）、乳头变硬且挺起、流向生殖器的血流量增加（导致女性的阴蒂和小阴唇胀大和男性的阴茎勃起）、阴道分泌润滑液、女性的乳房变得更丰满、阴道壁胀大以及男性的睾丸胀大阴囊收紧且分泌润滑液。

需要注意的是，以上提到的性兴奋期的特点在同一个个体中不一定全部同时出现或不一定出现在所有个体当中。例如，皮肤充血只会出现在50%～75%的女性和25%的男性当中，且皮肤充血在温暖的条件下比寒冷条件下发生的概率要高。

2. 性亢奋期

性亢奋期发生在性兴奋期后、性高潮期前。性快乐会伴随着性刺激的增强而增强。需要注意的是，若在性亢奋期停留时间过长而没有进入性高潮期，有可能导致个体产生挫折的心理情绪。

在性亢奋期，性兴奋期已经发生的生理和心理上的变化会更加强烈。女性的阴道会随着血流的增加而更加胀大、阴道壁变成黑紫色，女性的阴蒂会变得高度敏感（甚至触摸到时可能会感觉到疼痛）而收回到阴蒂包皮后面防止被阴茎直接刺激到；男性的睾丸会继续朝着阴囊上方收缩，呼吸频率、心率和血压持续增加，手、脚、脸部的肌肉可能开始出现痉挛，肌肉紧张度持续增加。

3. 性高潮期

性高潮期在男性和女性身上都会发生，意味着性亢奋期的结束。性高潮期是整个性反应阶段的高潮期，而且也是持续时间最短的一期，通常只能持续数秒。

性高潮期的特点包括：肌肉不自主收缩，伴随着快速吸入氧气而血压、心率和呼吸频率达到最大，脚部的肌肉开始痉挛，性紧张会突然释放，全身各处均可能发生皮肤充血，女性的阴道肌肉收缩，子宫有韵律地抽动，男性的阴茎底部肌肉有韵律地收缩导致精液射出。

4. 性消退期

伴随着性高潮期的结束，性消退期随之到来。在这个阶段，双方的亲密度会上升，也会伴随出现身体的疲乏。有些女性有受到进一步的性刺激而返回性高潮期连续经历数次性高潮的能力，男性则需要一定的时间来恢复。这段时间属于性消退期的一部分，也叫作性不应期。在性不应期，个体无法返回到性高潮期，尽管在每个男性当中性不应期的时间长短不一，伴随着年龄的增长，性不应期的时间也会延长。

性消退期的特点包括：肌肉放松，血压、呼吸频率、心率等恢复正常水平，以及身体其他部分恢复正常。

（二）四期模式的不足

马斯特斯和约翰逊四期模式是目前被广泛接受的描述性反应的模式，随着对其研究越来越深入，该模式也展现出了不足之处。

首先，学者 Roy Levin 认为这个模式对四个阶段的描述并非非常准确。例如，四期模式提出女性在性兴奋期只有阴道分泌了润滑液，而 Levin 认为阴唇也分泌了有助于润滑作用的液体；Levin 找到了女性性兴奋期的第一个征兆是阴道血流量增加的证据，这和四期模式认为阴道分泌润滑液是第一征兆的观点不同。此外，Levin 认为针对男性的性反应描述也是不够准确的。四期模式提出男性在性高潮期的愉悦程度与射出的精液量的多少呈正相关，而 Levin 找到了愉悦程度是与射精的力量有关系的文献作为辅助证据。

再者，部分学者也提出，有些男性是可以经历多次性高潮期的，这与四期模式提到的性不应期是相悖的。

也有研究者在实验的基础上提出马斯特斯和约翰逊四期模式在女性主观上的性唤起和生理上的性唤起有不符的地方。他们还认为四期模式对女性（尤其是那些处于长期恋爱关系中的女性）性反应的解释相对较少。

（三）其他相关的性反应模式

1. 性反应的三阶段理论

Helen Singer Kaplan 在马斯特斯和约翰逊提出四期模式后指出，这个模式仅仅从生理学的角度研究人的性反应，而许多心理层面的、情绪层面的以及认知层面的因素都没有被考虑到，因此，他提出了性反应的三阶段理论（triphasic concept of human sexual response）。这三个阶段包括欲望期、兴奋期和高潮期。尽管它们有不同的神经生理机制，但是它们之间是彼此紧密联系在一起的。

2. 诱因－动机模式

诱因－动机模式（incentive-motivation model）认为性的欲望来自于一个敏感的性反应系统和环境中的刺激物的交互作用。研究人员相信性的欲望不是自然发生的或者凭空产生的；并且一个人不是因为感觉到了性的欲望才有了性，而是因为有了性才能感觉到性的欲望。

3. 圆周模式

Basson 提出了另外一种针对女性的性反应模式，即圆周模式（circular model）。它认为男性和女性的性反应模式是不一样的，线性模型能够很好地解释男性的性反应却不能准确地解释女性的性反应。Basson 提出，女性与性伴侣的亲密感能够增强性刺激的效果，而这又会增强能够最终导致性高潮的性唤起。进而，该正向的性唤起会让女性感觉到的性欲望持续，性欲望反过来又会增加女性和性伴侣的亲密度。针对圆周模式的研究呈现出了不同的结论。在一项针对马来西亚女性的研究中，研究人员发现圆周模式能够很好地预测女性的性欲望和性唤起。而在另外一项由 Giles 和 McCabe 完成的研究中，他们发现性反应的线性模式能够预测女性的性功能（或者性功能异常），而圆周模式却没有这个效果。在他们修改了圆周模式的路径后，圆周模式对女性性功能的预测作用又增强了很多。

4. 性反应模式

Singer 认为人类的性反应是由三个独立但又有一定顺序的阶段组成的。第一个阶段，叫作审美反应（aesthetic response）。它是个人对有吸引力的面部或者身体展现出的情绪上的一种反应。这种情绪反应能够增强个人的注意力，让他/她不自主地把头和眼睛移向目标。第二个阶段，是进近反应（趋向反应）（approach response）。该阶段的个体会从审美反应更进一步，从而产生朝向目标移动的身体反应。第三个阶段是生殖反应（genital response）。在这个阶段，在注意和身体靠近的双重作用下，产生生殖器肿大的身体反应。Singer也指出，虽然这个阶段存在大量的人体自主反应，但是生殖反应在男性中是最可靠也是最容易测量的。

5. 双重控制模式

其他研究人员从个体间的差异出发，提出了双重控制模式（dual control model）。他们推断个体间的差异主要取决于个体的性兴奋系统（SES）和性抑制系统（SIS）之间的交互作用。其中，性兴奋系统指的是性反应的“油门”，而性抑制系统则是性反应的“刹车”。针对性兴奋系统和性抑制系统的研究始于对人群的问卷调查。利用问卷收集的结果进行因子分析，发现性兴奋系统有一个因子，而性抑制系统有两个因子。这两个抑制因子被标为SIS1和SIS2，其中SIS1是源于性能失效对机体的威胁，SIS2是源于性能后果对机体的威胁。尽管用于发现性兴奋因子和性抑制因子的问卷最开始是用于男性群体的，但是后来被证明对女性也是有效的。不同的是，研究人员发现早期的问卷没有将性伴侣之间的情绪关系完全呈现出来。后来，他们开发了新的问卷，并利用因子进行分析后发现总共只有两个因子，一个是性兴奋因子，另一个是性抑制因子。尽管这两份问卷以及分析结果略有不同，但是它们都验证了个体在性兴奋和性抑制上的差异是处于正态分布的，并且两份问卷都发现了男性和女性的得分差异有显著的统计学意义。

二、性反应的性别差异

在性反应的特点上，尽管有些性反应的相关理论（如马斯特斯和约翰逊四期模式）认为男性和女性在性反应的过程中的特点几乎一致，但是大多数的理论认为男女在这方面有着非常明显的差异。这些差异既包括生理反应层面的，也包括心理反应层面的。

（一）性生理反应

1. 女性的性生理反应

关于女性的性生理反应与她们被性唤起的主观感受之间的联系，有不少学者进行过研究，大多数的研究结果都提示二者之间有着很强的关联作用。

女性的性唤起通常始于阴道的润滑、外生殖器（如阴蒂）的胀大和阴道壁的扩大。进一步的刺激可以导致阴道的再润滑再扩大、阴蒂和阴唇的再胀大、血流的增加和皮肤某些部位的变红色泽加深。其他一些身体内部的变化还包括阴道内部形状的改变和子宫在骨盆位置的改变。此外，还有心率的增加、血压的升高以及可能的身体某些部位的颤动。假如性刺激再继续，性唤起可以进入到性高潮。而在性高潮之后，部分女性可能不再想要进一步的刺激，因此性唤起会很快地消退。但也有其他女性在性高潮之后受到进一步的性刺激产生性兴奋，从而重新获得性唤起的状态并进一步发展成第二次性高潮，她们往往能够经历很多次的性高潮。

女性在性唤起和性反应过程中的生理反应会随着年龄的变化而不同。在正确的条件环境和正确的性刺激下，年轻女性能够很容易实现性唤起，并且迅速地达到性高潮。年长的女性产生的阴道润滑液较少。针对绝经期后的女性的性反应研究结果显示，社会人口学特征、健康状态、心理性因素、生活方式、性伴侣的健康状态以及性伴侣的性问题都能够显著地影响女性的性功能和性反应。针对年龄导致的性反应差别，可能的原因包括：雌激素水平下降可能导致阴道变得更干而且阴蒂的胀大程度也更低；骨盆肌张力下降也导致年长女性需要更长的时间从性唤起达到性高潮，而且导致她们感知到的性高潮的程度也更低，以及更迅速的性消退。需要注意的是，随着年龄的增长，伴随性高潮产生的子宫收缩可能更加剧烈，有时候甚至会使她们感到疼痛。

有研究关注于女性的性生理反应与她们的性取向之间关系的问题。值得一提的是，结果表明女性的性生理反应与她们的性取向关系不大。换句话说，异性恋、同性恋和双性恋的女性无论在观看男－男、女－女或者是男－女性电影的时候，都会产生包括生殖器胀大在内的性生理反应。

2. 男性的性生理反应

来自生理上的或者（和）心理上的性刺激导致男性的性生殖器血管舒张和血流量增加，从而让阴茎的三个海绵组织（两个阴茎海绵体和一个尿道海绵体）胀大，进而出现让阴茎变大变硬的性生理反应。而且阴囊的皮肤会收缩在一起，导致睾丸向上向身体核心部位移动。随着性唤起和性刺激的继续，龟头可能会变大。且由于生殖器继续充血，龟头的颜色会加深。睾丸也会随着性刺激的深入而变得比原来更大、更向上靠。由此，男性可能会在会阴和生殖器部位感觉到温暖。如果性刺激继续，心率会加速，血压会升高，呼吸频率也会更快。有些男性会因为生殖器及其周围区域的血流量增加，而经历性潮红。在性刺激的进一步作用下，男性开始经历性高潮，这时候骨盆底的肌肉、位于睾丸和前列腺之间的输精管、精囊、前列腺会开始收缩从而迫使精子随着精液进入阴茎内的尿道。一旦性高潮开始，在即使没有进一步性刺激的前提下，男性也会继续射精和达到性高潮。如果在达到性高潮之前性刺激消失的话，由性高潮带来的生理反应如血管充血也会暂时消退。值得注意的是，如果采取重复或者延长刺激而又不达到性高潮和射精的话，会导致睾丸的不适。在性高潮和射精之后，男性通常会经历性不应期，这期间，男性会变得不能勃起、对性的兴趣减少和产生放松感。

男性在性唤起和性反应过程中的生理反应也会随着年龄的变化而不同。首先，广泛认为男性性唤起与阴茎的勃起是高度相关的，但是在进入大概四十岁的时候，部分男性反映他们有可能在经历性唤起的同时却不能产生阴茎勃起；年轻男性却会经常发现自己睡觉时在没有任何有意识的性唤起的条件下产生阴茎勃起（大多数时候称为“晨勃”），而这一现象又被认为仅仅是由于阴茎与床单等物体摩擦导致的。再者，某些性冲动强的年轻男性会由于一闪而过的念头或者身边经过的女性产生足够的性唤起而产生勃起。而一旦勃起，阴茎可能由于与内裤的摩擦而产生进一步的刺激从而达到更进一步的性状态。这种现象会随着年龄的增长而迅速消失。另外，年轻男性在高度性刺激的环境下其性不应期的程度可能会很低，而且性不应期的持续时间也会很短，甚至短到自己也没注意到这一特殊时期。但是，在中老年男性当中，性不应期可能会长达几个小时甚至几天。

在男性中关于性生理反应和性取向的研究结果显示，这两者之间是高度关联的。也就是说，不同于女性，男性只有在观看与自己性取向相符的性电影时，才会产生诸如生殖器胀大等性生理反应。

(二) 性心理反应

性心理反应包括对刺激的评价、归类，以决定该刺激是否是一种有效的性刺激。有研究认为，由性刺激产生的生理上的反应和人类对性刺激的认知联合诱导了心理层面的性反应。也有学者指出，人类的认知与经验性因素（如情感状态、以往经验和目前社会环境等）的交互作用导致产生性心理反应。针对性心理反应的研究，主要从探索影响性唤起和性反应的心理层面因素展开。

1. 女性的性心理反应

研究结果表明，认知性因素（比如性动机、感知到的性别角色期望和性态度）在女性自我报告的性唤起程度上扮演了很重要的角色。也有学者认为女性对亲密关系（intimacy）的需求促使她们接受性刺激，从而产生性欲望和心理层面的性唤起。

心理层面的性唤起同样也会影响人的生理机制。研究人员相信，女性的性认知能够影响她们的激素水平。比如，在没有使用激素避孕的情况下，女性性方面的思想会导致她们体内雌激素水平显著并迅速升高。也有研究指出，女性的性唤起与大脑的活动有关。例如，Hamann 等发现，女性在自我报告性唤起的同时，其脑内的杏仁核也产生了一定的活动。

2. 男性的性心理反应

研究发现男性的性生理反应（如心率加快、血压升高和勃起等）常常和他们自主报告的主观性唤起感受不相符，这提示男性心理层面的反应（如认知性因素）也对性唤起产生着重要的影响。但是，由于有大量的因素能够促进或者抑制男性的性唤起，因此想要探究性唤起与性心理性因素（如性欲望）之间的关系就变得异常复杂。尽管男性的认知性因素在性唤起过程中发挥的作用并未完全被了解，但是正如前所述，男性的性心理反应也包括对刺激的评价、归类，以决定该刺激是否是一种有效的性刺激。而且同女性相似，认知性因素（比如性动机、感知到的性别角色期望和性态度）在男性自我报告的性唤起程度上也扮演了很重要的角色，区别在于男性对感知到的性别角色期望会更加在意。

在性心理和性生理之间相互作用层面上，男性也有不同。之前提到女性自我报告的性唤起与脑部的杏仁核的反应有显著关系，而在男性中这种关系更为明显，关联强度也更大。因此，推测男性在处理视觉层面的性刺激从而达到性唤起的过程中，杏仁核这一与情绪和记忆有密切关系的结构发挥的作用不可忽视。

（周峻民）

第三章　性的表达

【本章提要】

- 性的表达是一个较为模糊的概念。它不仅被用来描述人参与的性活动，也被表述为人用来表达自己性的特征以及在性有关方面与他人沟通交流的方式。每个人的性表达都是不同的。
- 本章我们将介绍性的表达中经常遇见的一些主题，主要包括友谊与爱情、爱与性、性的沟通以及冲突与亲密。

由于性的表达很大程度上取决于个人如何对性进行定义，而每个人对性的定义的理解又是不尽相同的，因此对性的表达进行准确描述和定义是很困难的。一般情况，性的表达包括个人对自己与性有关的想法、感受、欲望、恐惧、希望和梦想等的表达。它是与性行为、性取向、性认同和性别高度相关的。性表达不仅包括性行为的表达，同时也包括与性相关的情感的表达。性表达所包含的内容极为丰富，本章主要介绍在性表达中经常遇见的一些主题。

第一节　友谊与爱情

友谊与爱情有着相似的地方，它们都是两个人或者几个人之间产生的一种互相认可、互相欣赏、互相尊敬的关系。但是，它们之间也有着不一样的地方。比如，友谊通常都是与性无关的；而爱情则不可避免地会与性有一定的交集。

一、友谊

友谊指的是人与人之间相互关爱的一种关系。它是一种比普通人与人之间的关系更强、更进一步的人际间的纽带。它在各个领域都被广泛研究，这些领域包括沟通、社会学、社会心理学、人类学和哲学。在这些领域，它也拥有了不同的理论基础，比较著名的理论有社会交换理论、平等理论、关系辩证法和依附类型等。尽管友谊的形式千变万化、不同地方的友谊表达不同而且人对友谊的理解也各有不同，但是友谊都具有一定的特征。这些特征包括关爱、友好、同情、忠诚、利他、互相理解、享受有对方的陪伴、信任、自由表达感受、犯错时无惧对方的审视等。同时，朋友之间往往有着同样的特点。比如，他/她们有着类似的背景、相同的职业、相同的兴趣爱好、相仿的年龄等人口学特征。

（一）友谊的心理学发展

在个人的心理发展过程中，友谊处于与父母间的联结以及夫妻间的感情之间。换句话说，个人往往首先发展与父母之间的纽带关系，再发展与他人的友谊，最后发展与异性/同性爱情方面的联系。由此看来，对儿童或者青少年来说，友谊可能是最为重要的一种人际关系。此时友谊的缺位会对个人的心理造成一定的伤害。一个人一生中能够交往的朋友数量也可能是有限的。来自英国的人类学家 Robin Dunbar 从进化心理学的角度提出了他的理论，认为人的一生中能够稳定维持的友谊数量的上限是 150 个。关于友谊的发展，不同时期的表现也是不一样的。

1. 儿童期

在儿童期，友谊与性别的关系并不明显。儿童可以与同性或与异性交朋友，这个时期的友谊通常是基于分享玩具，或者分享一起玩耍带来的快乐等。这个时期的儿童往往很不情愿分享自己的玩具，但是被认可的朋友却会让他/她们懂得分享。随着儿童的成长，他/她们会变得越来越意识到和认可其他人的存在，能够理解朋友的不同观点，也能一起玩耍。因此，有观点认为儿童越早地建立良好的友谊，对他/她们今后的人生越有帮助。

在这个时期，对友谊的概念也存在不同的理解。来自一项针对 480 个年龄介于 6 岁和 14 岁儿童的研究指出，不同年龄的儿童对友谊的期望是不同的。对年龄稍小的儿童，他/她们认为分享玩具、一起玩耍，以及居住地近是很重要的。而年龄稍大一些的儿童则认为，分享、忠诚以及有担当是非常重要的。儿童期的年龄最大的孩子认为友谊必须建立在拥有相似的态度、价值观和兴趣的基础之上。

在这个时期，来自父母的帮助是很重要的。他/她们需要让孩子理解一些关于友谊的社会准则，当然这些社会准则会随社会文化不同而有不同，同时他/她们需要帮助孩子了解到理解别人观点的重要性。

2. 青少年期

青少年期形成的友谊被证实比儿童期形成的友谊持续的时间更长。更为关键的是，青少年时期交往的朋友往往能在很大程度上影响他/她们的行为。一项针对 9000 多名美国青少年的研究显示，他/她们的友谊是与他/她们的不良行为密切相关的。具体而言，如果一个人的朋友在学校和家里都有良好的表现（如从不酗酒、无心理问题），那么他/她有不良的行为（比如偷盗、打架等）的概率就会小很多。同样地，如果这个人的朋友在家或者学校有不好的表现，那么他/她有问题行为的概率就会增加。当然，友谊对一个人在这个时期的影响程度取决于他/她们一起相处的时间，以及他/她们的友谊在学校是否被认可。

3. 成年期

总体上而言，人进入成年期后，会拥有更少的朋友。在这个时期，大多数人拥有平均两个好朋友。生活中发生的重大事件（比如结婚/离婚/丧偶、生子、搬家、工作变动等）都会对成年人拥有的友谊的数量和质量产生深远的影响。也正是因为这些重大事件，许多成年人发现比起年轻的时候他们拥有的朋友越来越少了，而且发展新的友谊也越来越困难。另外，无论男女，结婚后都会拥有更少的异性朋友。

工作中的友谊对成年人来说更加难以维持。由于工作中常常涉及到竞争，人们一般倾向于隐藏自己脆弱的或者不好的一面，因此如忠诚这一类绝大多数人都认为是友谊必备条件之一的特征在工作中的友谊就很难常见。另外，大多数的成年人都会觉得工作的重要性要胜于与同事间的友谊。

4. 老年期

在老年期，由于人们的工作压力减少（比如退休）以及家庭的责任减轻（比如孩子上大学），友谊变得重要起来。对老年人来说，友谊能够给他/她们提供与社会联系的机会，特别是对那些由于身体原因不能外出的人来说，与朋友之间的互动能够让他/她们拥有与社会交流的机会。而且，对那些身体机能和健康状态都处于下降的老年人来说，与朋友的交流互动能够提高他/她们的心理健康状态。

尽管老年人更倾向于与熟悉的老朋友交往，但这并不代表他/她们不能发展新的友谊。老年人一般会选择年龄、性别、种族/民族和价值观与自己都相似的人发展为朋友。

（二）友谊与健康的关系

传统的观点认为良好的友谊能够增强个人的幸福感以及身体状态，而大量的科学研究也证实了这一点：较强的社会支持能够提高人们的健康状态以及期望寿命。相反的是，感到孤独和缺少社会支持往往是与心脏病、严重感染和癌症的患病风险及病死率相关的。甚至有学者将友谊比作“行为疫苗”，用来形容它不仅能够促进人们的身体健康，还能增强他们的心理健康。

尽管很多理论和研究都相信友谊与健康之间有着非常密切的关系，但是在这种现象背后的原因仍未被完全了解。大多数这个领域的研究都采用的是前瞻性队列研究，然后得出二者之间有关系的结论。但是二者的关系是否有其他因素的干扰，这一点仍没有排除完全。比如，人们相信良好的友谊能够增强自身的身体健康状态这一观念或许扮演了中介变量的作用。除了大量的实证研究之外，也有很多的理论被用来解释这一现象。这些理论包括：好的朋友能够鼓励人们采取更为健康的生活方式，好的朋友能够鼓励人们在有需求的时候去寻求帮助与服务，好的朋友能够增强人们对抗疾病和其他健康问题的技能，好的朋友能够影响具有保护健康作用的生理途径。

（三）亚里士多德的友谊理论

对于友谊，古希腊著名学者亚里士多德进行了相关描述，并且将友谊分为三种不同的类型。

1. 基于效用的友谊

基于效用的友谊的双方或者一方是基于某一特定的目的才发展的友谊。拥有这种友谊的人群通常是那些中年人或者较为年长的人群。例如，某人与其公司的一位同事每天上班都能在一起，他或许不是特别喜欢他，但是为了自己事业的成功可能会与之成为朋友。然而，这种友谊常常不是稳定的，会随着突如其来的变化（如换工作）而戛然而止。

2. 基于快乐的友谊

基于快乐的友谊往往发生于恋爱的双方或者在一起能够制造快乐的双方。特别是在年轻人中，他们希望自己的朋友能够给自己带来快乐的情绪。然而，由于年轻人思想状态的多变性，这种友谊往往也不是稳定存在的，会随着突如其来的变化而终止。这种类型的友谊往往会与前述的基于效用的友谊相混淆。但是，这二者是有很大区别的。首先，年龄组不一样。基于效用的友谊往往发生于中年人群，而基于快乐的友谊通常发生在年轻人群。再者，基于效用的友谊往往是在诸如生意往来等事情的基础上，这种基础一般伴随着长期的利益；而基于快乐的友谊则是在人们获得的快乐情绪或者带来快乐情绪的方式的基础之上的。

3. 基于“善”的友谊

基于“善”的友谊往往都能持续很长的时间，因为它们包含几乎所有友谊的特征。拥有这种友谊的双方会有一种相互的喜欢，他/她们希望对方能够快乐，而且他/她们知道对方会跟自己一起经历好的或者不好的事情。这种友谊是这三种友谊当中最为真实、真诚的一种，但是同时也是最难以获得的。他/她们之间必须非常了解对方，一定会一起经历一些困难或者美好的时刻，相互之间也会有一种信任。

二、爱情

爱情是多种不同的情绪和精神状态，人与人之间的喜爱以及简单的共享快乐都属于爱情。它是一种强烈的吸引和依恋的情绪，它也是代表人类善良、同情以及喜爱的一些美德。古希腊的哲学家将爱情分为家人之爱、朋友之爱、男女之爱和宗教之爱。不同的社会文化对爱情的定义有所差异，因此，建议一个通用的对爱情的定义是较为不现实的。但是，爱情作为人的一种特质是广泛存在的，是人必须具备的特质之一。

爱情有个体层面的，也有人际层面的。个体层面的爱情可以看成是个人喜爱一个自己非常看重的思想或者目标。例如，志愿者的爱情可能不是基于人际间的，而是在个体层面的。他/她们崇尚利他主义，或者有着非常强烈的精神上或者政治上的信念，从而愿意在艰苦的条件下去帮助他人。当然，在这个层面的爱情也可能包括对某一种物体、动物或者活动的喜爱。他/她们可能花了大量的时间和精力与之建立感情上的联系。在这种情况下的爱情，如果涉及了性的部分，那么可能就属于性变态或者性欲倒错的范畴。

爱情最重要的层面还是人际间的爱情。人与人之间的爱情与喜欢不同，它是一种更为强烈的情绪或者精神状态。人际间的爱情可能存在于家人之间、朋友之间，也存在于夫妻之间。需要指出的是，人们通常说的“暗恋”或者“单恋”也是一种人际间的爱情，即使他/她的爱情并没有得到反馈。在古代，对人际间的爱情的理解主要来自哲学家和思想家们，而在近代随着科学技术的发展，许多领域比如心理学、人类学、神经科学和生物学等都对我们之前的理解做了补充。下面对这些领域在这一方面的研究进行介绍。

（一）生物学基础

生物学对爱情的解释倾向于将爱情描述成一种类似于动物产生的反应，与饥饿、口渴比较相似。有研究者将爱情划分成三种不同但有稍许重叠的阶段：性欲阶段（lust）、吸引阶段（attraction）和依恋（attachment）阶段。性欲指的是产生性的欲望的感觉；

吸引阶段更进一步，通过考虑时间成本和精力成本然后选择那些具有吸引力的对象予以追求；依恋往往达到了更高的阶段，双方会住在一起，共同抚育下一代，共同防御（在人类中指的是双方有安全感）。

性欲阶段是最初的一种能够促进配偶增加分泌化学物质（比如雄激素和雌激素）的时期。一般最多能够持续几周或者几个月。吸引则更加的个体化，对某个个体作为配偶对象有更深入的考虑。来自神经学的研究指出，当人类陷入爱情的时候，大脑能够持续地释放一组化学物质，包括神经递质、多巴胺、去甲肾上腺素、5－羟色胺。它们能够刺激大脑的愉悦中枢，从而导致身体的一些反应（心率加快、食欲降低、兴奋感增加）。这个阶段一般能够持续一年半到三年。由于性欲阶段和吸引阶段往往只能作为暂时的存在而持续一段时间，因此第三个阶段在维持长期关系层面就显得非常重要了。它是一种情感的纽带，能够持续数年甚至数十年。它往往也基于一定的责任或者义务（比如婚姻和孩子），又或是基于相互之间拥有共同的兴趣。在这个时期，有些化学物质（如缩宫素和血管紧张素）能够上升到前两种阶段引起的激素（如雄激素和雌激素）都不能达到的程度。

（二）心理学基础

心理学将爱情描述成一种认知和社会现象。心理学家 Robert Sternberg 对爱情从理论上进行了解释，并发展出“爱情三角理论”（triangular theory of love）。在这个理论里，爱情总共有三个不同的组成部分：亲密（intimacy）、承诺（commitment）和激情（passion）。亲密指的是双方分享信息以及各种生活中的细节，它是一种很亲近的关系，当然这种关系在好朋友之间也可能存在。承诺是指双方对这种关系都期望它能永久持续下去。激情则是三种组成部分中的最后一种，它是爱情关于性的吸引和激情的一面。需要注意的是，激情是存在于爱情中的，但是它也有可能存在于迷恋（迷恋是一种短暂的感觉，通常只能持续 3 到 12 个月）和浪漫爱情（浪漫爱情也不是永久的，双方虽然因为外表而互相吸引且同时也心心相印，但是却无法给对方承诺）当中。在爱情三角理论看来，尽管它们有着不同的占比，但是所有的爱情都是由这三个部分组成的，缺一不可。换句话说，有些爱情激情多一些、承诺和亲密少一些，也有一些爱情承诺多于亲密和激情，等等。如果仅仅包含三个部分中的一种或者两种都不是爱情。例如，喜欢仅仅包含亲密，迷恋仅仅包含激情，空洞的爱仅仅包含承诺，浪漫爱情仅仅包含亲密和激情，伴侣的爱（这种爱较为平淡，一般来说较常发生在邻居、青梅竹马的情况，在适婚年龄结婚）仅仅包含亲密和承诺，虚幻的爱仅仅包含承诺和激情。只有真正的爱情才包含所有三种元素，被称为完美的爱（consummate love）。在本章的第二节对该三角理论做了更为详细的介绍。

类似的爱情理论也有不同的人提出。比如，来自美国的心理学家 Zick Rubin 就在 20 世纪 70 年代基于心理测量提出了他的爱情理论。在他看来，爱情也是包含三个元素，但是这三个分别是依附、关怀和亲密。

有趣的是，有人以电荷定律为参考发展了爱情理论。电荷定律中的库仑定律认为正电荷和负电荷相吸引。有人据此认为爱情亦是如此，异性相吸（这里的“性”不仅仅指的是性别的性，而且也包含性格等特征）。例如，他们相信在某些领域，比如免疫系统方面，一方与另一方的免疫系统很不相似，那么他们拥有一个有着更好的免疫系统的孩子的概率就会大大升高。但是，对此种理论也有很多批评的声音，他们在观察人类爱情的基础上发现所谓的异性相吸是错误的。事实上，人们对跟自己的性格气质等相似的人更加感兴趣。虽然也有人会对与自己性格特点完全相反的人产生极大的兴趣，并擦出火花，但是这种情况通常都是暂时的，并不能带来长久而且快乐的婚姻生活。

此外，比较著名的还有 Scott Peck 的爱情理论。他认为爱情不是一种感觉，而是一种活动或者是一种投入。爱情是一个人为了自己或者对方的精神成长而付出的努力和行动，它是去了解和理解对方的过程。他还对爱情和情感投入（cathexis）做了区分。情感投入能够解释性的吸引，但是并不是爱情。Peck 还进一步做出了解释，他提出了精神发展的四个阶段，爱情则是帮助对方从低的阶段成长到更高的阶段。

第一个阶段是混乱的、无序的以及鲁莽的。年幼的小孩则是处在这一阶段，他们不喜欢听从，也不喜欢遵守，他们不愿意接受任何来自外部的意愿，也非常的自私，缺少对别人的同情心。很多罪犯就是还没有走出第一阶段的人。

第二个阶段是人有一种盲目的信念。在他们眼里，世界上只有好与坏、对与错、我们和他们。一旦小孩学习到如何遵守他们父母等人的命令时，他们便进入这个阶段。在 Peck 看来，许多所谓的信徒都处在第二个阶段，因为他们盲目地相信上帝，而从来都不质疑他的存在。这一类人通常都是谦卑的，而且愿意遵守。所以他认为大多数的良好的、遵守法律的市民都是在这个阶段，而不会进入下一阶段。

第三个阶段是科学的质疑和质问时期。处在这个阶段的人不接受关于信念的东西，而只接受他们认为符合逻辑的事物。许多在科学技术领域工作的人处于这个阶段。他们拒绝承认精神或者超自然力量的存在，因为它们很难被科学地测量并证明。即使有些人仍旧保留他们的精神信念，他们也不会相信那些简单的基本教条主义事物。

第四个阶段是个人开始享受自然界存在的神秘和美。虽然仍旧怀着质疑的态度，但是他们开始感知自然界的大格局，而且对善与恶、原谅与怜悯、同情和爱情有了更为深入的理解。他们的宗教信仰和精神信念与第二阶段的人完全不同，他们绝不接受盲目的信念以及无畏，他们也不对人进行严厉的评判或者寻求对犯错的人予以惩罚。他们会丢掉自己的自私，像爱自己一样爱别人，也会原谅自己的敌人。

相似的是，心理学家 Erich Fromm 也相信爱情最终不是一种感觉，而是一种行动。感觉相比于人对爱情的承诺而做出的一系列行动而言是非常肤浅的。因此，他认为爱情最终不是感觉，而是一种能够持续很长一段时间的对别人或者自己做出的承诺，并用行动予以表达。虽然爱情在最早的阶段是一种不由自主的感觉，但是它是一种在清醒状态下做出的选择。而且这种选择在后期也不会取决于那种不由自主的感觉，而是取决于清醒的承诺。

（三）进化心理学基础

进化心理学认为爱情是一种生存的工具。由于人类相较于其他动物而言，在一生中很长的一段时间都需要父母亲的帮助，因此爱情就被看作一种能够促进父母亲对孩子长时间支持的机制。此外，由于性传播疾病会降低生育能力，对胎儿造成伤害，增加分娩时并发症的风险，所以一夫一妻制相对于一夫多妻制或者一妻多夫制有更大的优势，而爱情在这里面扮演了很重要的角色。

（四）政治学基础

在政治领域里，自由性爱（free love）是一种重要的社会运动。它拒绝婚姻，将爱情视作一种社会联系的形式。支持者的最初目的是将爱情的状态从与它有关的其他事情（比如婚姻、节育和通奸）中剥离开来。在19世纪初的时候，许多人相信婚姻是生活中很重要的一个方面，它从根本上满足了人类对幸福的要求。在当时不稳定的社会中，他们想要一个能够稳定他们的家。这种心理状态促进了性别角色的进一步形成和固化，也导致了自由性爱这种社会活动的发生。自由性爱的支持者有两个很坚定的信念：坚决反对两人关系中有被强迫的性活动，支持女性使用任何自己感到满意的方法来参与性活动。事实上，自由性爱的支持者大多是女权主义者。

（五）哲学基础

在哲学领域里，社会哲学和伦理学对爱情的本质做了解释。它们通过鉴别不同种类的个人层面的爱情的区别、探究爱情是如何正当化的、询问爱情的真正价值是什么，以及爱情对恋爱双方的自由有何影响等来对爱情进行了深入的研究。目前有多种理论针对爱情的本质和功能进行了解释。在这些比较流行的理论当中，有理论认为爱情是一种健康的行为，有理论认为爱情是自然选择过程的一部分，精神理论将爱情看作来自上帝的礼物，也有理论认为爱情是一种神秘的经历。

第二节 爱与性

爱与性之间有联系也有区别。性是爱的一种表达方式，但是爱却不一定是性的原因。换句话说，有很多表达爱情的方式，而这些方式不一定与性有关，比如，对心爱的人言语上的关心也是爱情表达的一种方式。另外，发生性关系或者性行为的原因除了爱情之外还有很多，比如，比较常见的是性工作者提供的性服务。爱情三角理论，不仅对爱情的本质做出了解释和预测，也把性作为爱情重要的一个内容（激情）纳入进来。接下来着重介绍这个理论。

一、爱情三角理论

（一）爱情的组成元素

爱情三角理论是由心理学家Robert Sternberg提出的，他在对人际间的爱情进行解释并发展成最后的理论时提出，爱情由亲密（intimacy）、激情（passion）和承诺（commitment）三个元素组成。

1. 亲密

亲密指的是与另外一个人或者几个人产生的一种亲近和依附的感觉。它有助于双方或者多方之间已形成的紧密联系。而且，亲密是一种比较私密的存在。如果两个人拥有亲密关系，那么他们之间的很多东西都是外人所不知的。

2. 激情

激情与生理上的性唤起或者心理上的刺激有关。它包括三个层面。第一个层面，激情是一种对某些事物或者要做某些事情时产生的强烈的热情或者兴奋的感觉；第二个层面，激情是能导致个人做出危险行为的一种强烈的感觉（比如愤怒）；第三个层面，激情是一种强烈的性欲或者浪漫的感觉。

3. 承诺

与前面两者不同，承诺是指一种要与另外一个人在一起的清醒的决定。是否决定要在一起很大程度上取决于双方是否对目前的关系感到满意。与激情相似，承诺也包含三个层面。第一个层面是决定要做某件事或者让出某样东西的诺言，第二个层面是决定要对某人或者某物忠诚的诺言，第三个层面是个人为了做成某事或者支持某人而努力奋斗的态度。

在 Sternberg 看来，一个人感受到的爱情的多少取决于这三个元素的绝对强度，而一个人感受到的爱情的类型则取决于这三个元素的相对强度。三个元素的不同组合方式能够解释不同阶段的爱情以及不同类型的爱情，但是仅仅基于一个元素的爱情往往相较于基于两个或者三个元素的爱情更加脆弱。

（二）爱情的类型

根据爱情的三角理论，有八种不同类型的爱情，而爱情的这三个元素，通过相互之间的影响能够形成不同类型的爱情（表 3－1）。

表 3－1　基于爱情三角理论的爱情类型

	亲密	承诺	激情
无爱			
喜欢/友谊	√		
迷恋的爱			√
空洞的爱		√	
浪漫的爱	√		√
伴侣的爱	√	√	
虚幻的爱		√	√
完美的爱	√	√	√

表 3－1 和图 3－1 解释了三个元素不同组合下的爱情类型（图 3－1 不包括“无爱”）。其中，图 3－1 更加直观，而且包含的信息也更多（例如，三角形的尺寸大小能够代表个人感受到的爱情的多少）。

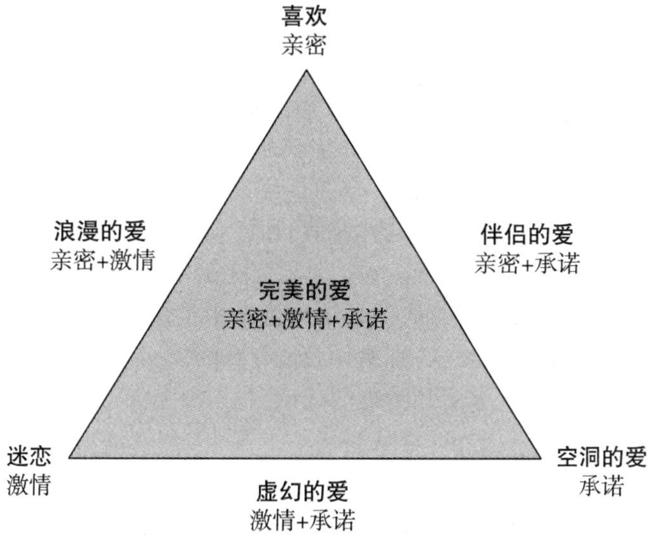

图 3-1　基于爱情三角理论的爱情类型

1. 无爱

这种类型三种元素都缺失，表明两人间没有爱情。

2. 喜欢/友谊

这种类型的爱情只有亲密，不含激情和承诺。一般好朋友之间是这种关系。

3. 迷恋的爱

迷恋的爱只有激情，没有亲密和承诺。这种可以用来形容早恋或者还不是很严肃的爱情。它可以继续发展，在加入亲密的前提下成为浪漫的爱。当然，如果没有亲密或者承诺的加入，这种爱情会很快消退。

4. 空洞的爱

空洞的爱只有承诺，没有亲密，也没有激情。完美的爱在失去亲密关系和激情的时候，会逐渐变成空洞的爱。所以它可能成为一种爱情的终末阶段（如部分婚姻）。然而，它也可以是一种爱情的开始。比如，在被父母双方安排婚姻的情况下，起初只有承诺，所以它是空洞的爱，但是后来可能随着两人的关系升级，在加入亲密的时候变成伴侣的爱，也可能在加入亲密和激情后成为完美的爱。

5. 浪漫的爱

浪漫的爱含有激情和亲密，但是没有承诺。一个可能的例子是婚外情，双方关系非常亲密，而且也有激情，但是因为给不了对方承诺，所以只是浪漫的爱。

6. 伴侣的爱

伴侣的爱含有亲密和承诺，但是缺少激情。它因为有了承诺，所以比友谊更进一步。这种爱情经常见于长期的婚姻当中，由于双方在长时间的相处后失去了激情，但是关系仍旧亲密而且承诺依旧，所以变为了伴侣的爱。它也可见于青梅竹马的双方、密友以及家庭成员之间。

7. 虚幻的爱

虚幻的爱含有激情和承诺，但是不包含亲密。“闪婚”可能是个很好的例子。双方

“一见钟情”，在互相并不熟悉的情况下产生激情，并给予对方承诺。

8. 完美的爱

完美的爱是爱情的完美形式，代表了人类所追求的爱情关系的极致。它也只能在完美的夫妻之间存在。意味着即使是多年以后，夫妻间也能拥有和谐美好的性生活，而且双方都不认为与别人在一起会更加快乐。然而，在 Sternberg 看来，维持这种爱情往往比获得它要困难得多。因此，要维持这种爱情的话，强调表达是很关键的，因为没有表达，任何伟大的爱情都会逝去。因此，并不是所有完美的爱都永恒存在。

Sternberg 的爱情三角理论对今后的爱情理论产生了重要的影响。它为个人提供了一种理性的鉴别爱情类型的机会。特别是在激情存在的情况下，人们往往很容易失去理性而不能对自己所处的爱情有客观和清晰的认识。

二、爱情三角理论的评价

有研究人员利用科学实验对 Sternberg 的爱情三角理论的信度进行了测试，发现了关于爱情三角理论的另一个问题——不仅每对夫妻/情侣对爱情的感受是不一样的，即使是同一对夫妻/情侣，双方对爱情所处的状态也有不同的观点。基于此，他们对爱情三角理论进行了补充。由于该理论中的三角形不一定就是正三角形（各个角的大小可能不一样），因此三个元素的比重也不尽相同。他们提出：对每个人而言，都应该有三种爱情三角。这三种爱情三角分别是真正的三角、理想的三角和感知到的三角。所谓真正的三角指的是个人如何看待他/她自己当前所处的爱情的阶段或者进度。理想的三角是个人理想中的与伴侣的爱情关系。感知到的三角是个人认为他/她的伴侣如何看待他们之间现在的爱情所处的阶段或者进度。将每对情侣之间一方的三种爱情三角与另一方的三种爱情三角进行对比，如果差异太大的话，那么他们之间的不满意程度可能会增加。

Sternberg 在提出他的爱情三角理论时，对其在人群中进行过测量。他的研究对象是年龄大致相同的年轻情侣（28 岁左右），而且这些情侣之间的关系基本都持续了同样的时间（4～5 年）。因此，研究人员认为这也是发展爱情三角理论比较大的缺陷之一，因为研究对象之间的特征太过相似，并不能推导到其他不同特点的人群中。

此外，还有其他针对 Sternberg 的爱情三角理论的批评声音。不过，该理论作为针对爱情进行解释的理论中最重要的一种，其地位依然是最高的，而且对此后发展起来的一些理论起到了很好的启示作用。

第三节　性的沟通

一、沟通的本质

沟通，指的是将有意义的信息通过使用双方都能理解的信号或者符号从个体或者群体传递到另一个体或者群体的动作。沟通的方式包括视觉的、听觉的、触觉的和嗅觉的等。沟通最重要的是人际间的沟通，指的是一个人和另外一个人（或者其他多人）之间发生的交流。最主要的形式是面对面的，而且语言的沟通和非语言的沟通（身体语言）

都可能用到。在人际间的语言沟通中，有内容信息和关系信息两种类型。内容信息指的是关于话题的信息；而关系信息是关于关系本身的信息，也就是说关系信息指的是个人如何表述以及他/她对话题的感受。无论是正面的还是负面的，关系信息都是关注的个人对于话题本身的感觉，以及他/她如何感受同听众之间的关系。

性的沟通一般指的是伴侣间的沟通。研究发现，个人对待陌生人反而要比对待自己的伴侣好。有数据表明，美国首次婚姻的离婚率长期以来一直在50%～60%，而澳大利亚所有夫妻的离婚率则是27%。日本厚生劳动省报告最少有2.1%的日本国民至少离婚过一次。在德国，这个数据占本国总人口的2.5%；法国则是2.0%；英国是2.7%；瑞典是2.4%。在西方国家中，离婚率最低的是意大利，他们的数据是总人口的0.6%。虽然我国离婚率近年来随着经济的增长和社会的开放也在上升，但是还远低于这些国家。2016年，我国的离婚率为0.3%。由于个人对双方关系的期望值与实际值之间的差异，伴侣之间沟通交流不畅很有可能导致双方关系破裂直至离婚。

虽然有很多的研究结果都相信男性和女性在性沟通和对关系的需求方面不一样，但是也有不少的学者认为他们在这两方面其实没有差异。所以，我们可以认为男性和女性在性沟通和对性关系的需求方面既有不同的地方，也有相似之处。相似之处往往不会成为导致沟通问题的根源，而有差异的地方则会成为问题的根源。

有学者总结了关于男性和女性在沟通方面不同的地方：首先，相较于男性，女性能表达的情绪范围更广，比如悲伤、恐惧、喜爱、欢乐和愤怒；再者，女性相比男性更倾向于透露自己的个人信息，比如个人的观点或者个人的历史；此外，女性相比男性更多地使用抚摸作为一种沟通亲密感的方式；另外，相较于男性，女性更可能有操控行为且更有可能实施负面的和对抗性的冲突行为；最后，女性比起男性可能更忠于自己的伴侣和他们之间的关系，并且愿意为维持双方关系而共同承担。

二、恋爱初期的性沟通

针对恋爱初期的性沟通研究主要来自对新形成的恋爱关系或者潜在存在的恋爱关系的双方是如何交流互动的探索。例如，有很多学者研究挑逗以及初期沟通交流过程中性所扮演的角色。这些研究认为，在绝大多数时候，事情会随着双方的互动而没有任何意外的进行下去。挑逗能够使人们展示他们对对方的兴趣，而且能够让他们了解自己是否同时也被对方所吸引，而直接对性的沟通会让双方决定是否以及在何种程度上他们会参与性活动。

当然，并不是所有的交流互动都会有好的结果。有些时候，不经意的失误会产生某些问题。比如，如果挑逗得不是很合适的话（展现出了强势的一面）或者挑逗并没有得到对方的任何回应的话，可能会被当作是性骚扰。相似的是，与性有关的沟通可能会让事情变得复杂。比如，在很多国家的社会文化中，女性都属于比较被动的角色，往往会由男性来首先提出性的要求。然而，很多时候女性实际上愿意与对方发生性关系，但也会先说“不”来体现自己的矜持，而这有可能会被男性所误读。Charlene Muehlenhard将这种情况称为“象征性的抵抗”。

事实上，这种情况在很多国家的女性中都有可能发生。来自多国针对性态度和性行为的研究数据显示，大约有40%的美国女性和日本女性报告“象征性的抵抗”在她们身上至少发生过一次，而这一数据在来自俄罗斯的女性中约为60%。虽然说“象征性的抵抗”不一定是有问题的，但是男性有时候会把它们当作是女性针对其提出的性行为要求的真实想法。然而，这样会好过另外一种情况：当女性从口头上和心理上都对对方提出的发生性关系的要求说“不”，而男性却认为这是“象征性的抵抗”的时候，情况就很有可能变得很危险。因为男性如果继续下去的话，情况就有可能发展成为性恐吓、性侵犯甚至约会强奸（date rape）。

三、确立恋爱关系后的性沟通

性沟通在确立恋爱关系后的情侣/夫妻间所受到的关注度远远大于在其他人群当中。良好的性沟通能够确保双方获得满意的性关系。这方面的研究基本上属于两个领域：双方在讨论性的时候所使用的词语、句子，以及能够让性活动双方都感到满意的沟通交流技能。

首先关于性沟通中所使用的语言，研究结果发现，男性和女性会使用不同的词语来描述他们的性经历。例如，当与其他人交流的时候，男性会倾向于更多地讨论性经历的广泛程度，但是对这些性经历的质量好坏却很少提及，他们也更多地使用与权力有关的性词语。而女性正好相反，她们很少会与性别相同的人讨论性，而且更喜欢用一些医学上使用的性的术语或者很“可爱”的词语描述性。这些不同点可能会对早期的性讨论模式产生重要的影响，特别是在异性恋的情侣中。当男性使用那些与权力有关的性词汇的时候，他们可能会让对方听起来太过于粗俗、太不浪漫；而当女性使用那些她们自己喜欢的词汇（医学术语或者“可爱”的词语）来跟对方描述性的时候，男性可能觉得这些太过于可爱、傻、没有人情味或者是冷漠。因此，男女性关系的良好沟通很可能需要双方从一开始就建立一套相同或者类似的与性有关的词汇。事实上，有学者认为，每对情侣/夫妻之间都需要属于他们之间的个人习语，特别是那些与生殖器、性活动有关的习语。由于这些习语是双方共同并自然创造的，所以它代表着情侣间对性关系公认的意义。

另外，也有很多研究关注于情侣在性沟通的时候所使用的技能。这一领域内大量的研究都集中在情侣之间是如何使用沟通技巧来促进他们的性关系以让他们感到满意的。一种方法是评估情侣在多大程度上会将自己的性态度和性偏好告诉对方。根据研究结果，有学者建议情侣间可以针对他们的性关系共享一个条约，而且没有必要完全将自己在性方面喜欢或者不喜欢的东西告诉对方。一项针对大学生的研究证实了这一点，即个人没有必要将他们对性喜欢的和不喜欢的方面告诉自己的伴侣。然而，也有人提出了不同的观点，他们发现个人对对方透露自己的有关方面越多，那么他们从双方的关系中获得的满足感就越强。

另外一种用于评估情侣间沟通交流技能的方法是将研究重点从个人层面移到情侣层面，即更关注于双方是如何向对方公开自己的信息的。例如，一项研究认为人们不仅需要表达自己对性方面的需求、描述能够增加（或者）降低自己性唤起的行为和指出发生性行为的合适时间，而且需要向自己的伴侣也索取同样的信息。但是需要指出的是，他们必须要学会不带任何抵抗情绪地接受自己伴侣反馈的信息。类似这种开放的性沟通交流要求双方都有很强的互相信任和互相接受。因此，这个领域很多的研究也关注于伴侣间对性沟通交流的满意度与他们对双方关系满意度的关系。这些研究发现，情侣对双方关系的满意度是与他们双方之间性的满意度、性的频率密切相关的。而且，在类似我国这样比较传统的社会文化中，这种关系也是存在的。这些研究还发现，性沟通的质量与性的满意度、双方关系的整体质量是有关系的。例如，在一项针对已婚大学生的研究中，研究人员发现性沟通的满意度增加会促进性满意度的上升，进而反过来影响性沟通。又如，一项研究在比较正在进行婚姻咨询的夫妻和没有进行婚姻咨询的夫妻后，发现性沟通的不畅与婚姻不幸是有关联的。

因此，这些针对性沟通交流技能的研究提示我们，性沟通只有在正向以及对情侣有益的情况下才会增加双方对性的满意度。所以，如果在性活动中说一些粗俗的话或者玩角色扮演，可能会对某些情侣有良好的作用；但是对那些非常传统的人来讲，这些行为可能会让对方极为不舒服。而且，研究认为性沟通不仅与性满意度有关，而且与双方整体的关系有关。这就是说，如果情侣双方使用正确的沟通方式，不仅会让性生活更加快乐，而且会进一步增强双方的整体关系。相反，如果双方性沟通交流不畅或者缺少必要的性沟通，不仅性生活会变得无趣，而且双方的整体关系也会恶化。所以，当情侣之间在性沟通交流遇到障碍时，应及时寻求专业咨询。

四、性沟通与性健康

性沟通与性健康之间的关系也是性沟通研究领域的一个重点，这些研究紧紧围绕着“有效的性沟通如何能够促进性健康”这一问题开展。由于性传播疾病（特别是艾滋病）的发病率逐年升高，拥有能够与对方展开对话并采取安全性行为的能力越来越重要。其中，这个领域的学者研究必要的沟通交流技能能够让个人与新的性伴侣探讨安全性行为的话题，能够让他们成功说服那些不情愿使用安全套的人。

研究人员也注意到了那些性活跃人群所面临的困境：他们可能希望采取更安全的性交方式，但是能够获得的有价值意义的指导太少。例如，如果有人在性活动前坚持要求使用安全套，但是他/她的信息可能被对方误读为他/她怀疑对方有性病或者他/她自己本人有性病。又如，如果有人碍于情面直到性交之前的一刻才提出要使用安全套，这有可能会对一方或者双方的性唤起产生影响。因此，有效的性沟通能够避免这些情况，也会减少那些性活跃人群面临的困境。

这些有效的性沟通方法包括：在最开始的时候就暗示要采取安全的性行为，通过开玩笑等幽默的方式来表达自己的要求，让对方了解安全性活动对双方关系的重要性，使对方相信采取安全性行为是为了双方的健康着想，自己主动提供安全套和将安全套融入性活动当中。

第四节　冲突与亲密

一、性冲突

冲突是人们在努力达到自己的目标时感到他人的目标与自己的目标无法调和，因而成为自己实现目标的阻碍的一个过程。

两性之间的冲突虽然在任何伴侣间都有可能存在，但是却很少受到足够的关注。研究认为，这些冲突有可能发生在任何亲密的伴侣间。两人间不可能永远都拥有一致的需求、观点和期望，在处理不当的时候就会出现冲突。成功地解决这些冲突或者争端不仅能够维持双方的关系，而且有利于他们关系的成长。

对于性冲突的定义，有学者认为它是两个互相依赖的人感知到他们有着不协调的目标而产生的不一致意见。性冲突对关系的影响非常大，不仅可能影响双方关系的时间长短，还有可能决定他们关系的满意度和质量。有学者提出性冲突能够通过迫使双方谈话和协商进而影响他们的权力分配。

一般认为，在亲密的双方关系中，没有冲突的情况是极为罕见的。事实上，拥有良好的伴侣关系的双方倾向于积极地讨论他们之间的分歧，而伴侣关系不佳的双方往往选择减小或者尽力避免冲突。虽然，冲突看似不可避免，但是关于这方面的研究目前还没有受到足够的重视。也正是因为这方面的研究目前太少，所以对人们来讲，理解冲突以及学会如何处理冲突就尤为困难。因此，有学者认为更多地把目光放在研究性冲突方面可能会比研究伴侣关系中好的方面更为重要。当前的研究往往强调个人需要对对方更加的坦诚、忠实和尊重等，但是常常会忽略双方关系中的负面因素（如性冲突）。

（一）冲突的来源

大量的研究指出，当两人的关系从早期的恋爱确立发展为成熟的具有承诺的恋爱关系时，通常容易产生情绪升级，情绪上的猜忌，对冲突和不确定的反应更大，对双方的摩擦更加悲观，等等。双方的第一次争斗往往就会发生在这个时期。而在争斗后有些伴侣会感觉很彷徨或者对双方的关系产生不确定感从而选择分手。然而，在争斗后选择重新在一起的伴侣间往往会对对方的感觉更加理解，认为他们今后能够共同解决双方的争端，并且有信心愿意为对方做出牺牲。

研究指出，对绝大多数浪漫型的伴侣来说，从每个月发生 1 次或 2 次冲突到每周发生 1～3 次冲突就会让关系变得不愉快；而且，那些对关系感到并不满意的伴侣通常在 5 天之内平均经历 4 次或 5 次冲突。这些冲突往往被证实是与家庭劳务分配、占有欲、性、金钱、社会关系和孩子等相关联的。其中，与性有关的冲突占据了比较重要的位置。个人可能会抱怨与对方没有足够的性生活、缺乏来自对方的关心等；也会有婚内出轨、性不忠等情况的发生，从而导致双方的冲突。虽然说以上提到的引起冲突的原因并非是所有的来源，但这是最为常见的冲突来源。了解冲突的来源有助于我们制订冲突的解决方案，同时，我们也应该知道冲突的级别（严重程度）。

（二）冲突的级别

根据以往的研究，冲突总共可以分为四个等级。首先，第一级冲突是指伴侣双方针对具体的或者特定的行为进行争论。比如，双方会对如何对厕所进行打扫而持有不同观点并进行争论。第二级冲突是指伴侣对他们之间关系的规则或者规范进行争论。例如，男方忘记了女方的生日或者结婚纪念日会造成彼此间的冲突。第三级冲突是双方针对个人的人格品质进行争论。例如，一方觉得另一方过于老土了，跟不上时代。第四级冲突，也是最有意思的冲突，是对冲突本身的过程进行争论。例如，一方觉得另一方在冲突的时候太过于唠叨，或者不用心听自己所讲的，等等。

从性的角度讲，与这四个等级的冲突分别相关的例子如下：

第一级冲突：一方指责另一方忘记购买安全套，双方发生争执。

第二级冲突：双方因为婚后是否坚持使用安全套产生分歧，一方可能觉得因为没有性传播疾病的风险所以婚后没有必要使用，而另一方从避孕的角度出发坚持要使用。

第三级冲突：一方抱怨另一方在性活动过程中过于自私，只顾自己的感受。

第四级冲突：当以上冲突发生的时候，双方因为冲突的本身而进行争论。

（三）冲突的类型

冲突除了有级别上的差异，还有类型上的不同。根据人们在处理冲突时的表现可将冲突分为对抗型、合作型、随和型、逃避型以及妥协型。研究人员认为，没有人会在不同的冲突情况下永远使用一种类型的对付方法，而且不同的类型适合于不同的情况。因此，了解不同类型的冲突有助于双方减少冲突。在一定的条件下，有两个因素会影响到个人处理冲突的方式。第一个是个人对实现自己的目标的在意程度，另外一个是个人对双方之间的关系的在意程度。接下来会围绕这两个因素对五种类型的冲突做出解释。

1. 对抗型

对抗型的冲突是个人更为关心自己在冲突中的利益，而不是对方的利益。采用这种冲突处理方式的人往往会很坚持、不肯合作，往往会造成一方得意而另一方失意的情况。

2. 合作型

合作型的冲突通常被描述为整合的或者是以解决争端为目的。采用这种冲突处理方式的人一般在为自己利益考虑的同时也会为对方的利益去考虑。因为这种类型关注的是通过合作将问题解决，所以通常带来双赢的局面。

3. 随和型

随和型的冲突往往与“体贴的”“让步的”等词语联系在一起。采用这种冲突处理方式的人往往不会太直接，且比较被动。他们通常会允许对方占有主动权，选择放弃自己的目标，而非常重视对双方关系的保护。他们在意并想要对方接受和喜欢自己（而不是自己的利益），相信为了和谐，冲突应该避免，从而主动将自己的利益放到一边。最重要的是，他们认为在不损害双方关系的前提下，没有人做出牺牲是解决不了冲突的。

4. 逃避型

逃避型又称为退缩型。有学者认为，采用这种冲突处理方式的人往往对自己和对方的利益都不关心。这种类型的发生情况一般是：个人选择退出争论的场所（包括从心理层面的退出）、避免争吵、拒绝任何可能与对方冲突的情况。有学者指出，这种类型的冲突处理方式是降低了冲突本身以及双方利益的重要性。因此，采用这种类型的行为可能会产生问题并进一步激化冲突。这些行为包括故意忽视对方或者采取冷暴力。

5. 妥协型

冲突处理方式采用妥协型的人既关心自己的利益，也关心对方的利益。采用这种冲突处理方式的人是灵活的、易于适应的以及合作的。与之前提到的合作型不同的是，这种类型强调的是快速地解决冲突和争端，同时折中地实现收获最大化以及损失最小化。

以上从冲突的来源、冲突的级别以及冲突的类型等三个方面对冲突进行了描述，这为后面介绍如何有效地管理和解决冲突提供了基础。只有找到冲突的具体来源、确定冲突的级别、了解哪些类型的冲突处理方式可选，才能为解决冲突和争端做好准备。

二、冲突的解决

（一）冲突解决的原则

解决冲突的原则是通过一些小的改变来减小冲突。对此，有一些具有建设性意义的冲突管理原则可以加以利用。第一，在解决冲突的时候，需要紧紧围绕冲突本身这个话题展开，而尽力避免一些与之无关的论点或事件。换句话说，不要把以前无关的争论提出来，因为这不但无助于现有冲突的解决，甚至会让现有冲突升级；而且也需要避免无关地发牢骚，应该就事论事。第二，要极力避免将其他人牵扯到冲突中去。例如，在争论两个人之间的事情时，不要把对方的父母或者朋友牵扯进来，这会让争论越变越大。第三，不要言不由衷。有学者指出，在双方冲突的时候使用一些侮辱性质的话，不仅无益于冲突的解决，并且有可能导致事态的升级，当事态升级到一定程度，则可能对双方的关系造成严重的破坏和影响。最后，有效的方法是积极聆听以及正面回复。积极聆听可以让对方感受到你是在仔细地听他/她的观点，表现出了对他/她的尊重；而正面回复也是积极处理冲突的方式之一，它不仅提供个人表达自己观点的机会，也有希望让自己的观点得到对方的认同。

（二）冲突解决的步骤

在实施详细的冲突解决步骤之前，需要双方都能端正心态，要相信两个人能平等地致力于问题的解决。不要为了即时的需求或者目标而忘记并失去一段长期并且健康的关系。同自己的伴侣试图解决冲突不同于和一个外人共同解决冲突，外人很有可能不关心你的需求。要尽量避免负面的以及不信任的态度，不要感觉必须要赢下这场争论或者觉得争论失败是很丢人的事。因为完美的爱情中是包含亲密这一元素的，所以伴侣间为了解决冲突而适当地放弃并不会在对方面前失去颜面。具体的解决步骤如下：

1. 鉴别问题

与对方真诚地讨论双方存在的问题、双方的需求以及双方想要达到的目标。由于每个人所感知到的问题不同，所以在这里达成共识是很关键的。需要仔细地倾听对方的需求并沉着冷静地描述自己的需要，也就是之前提到的予以积极聆听和正面回复。

2. 提出几套可能的解决办法

这是一个头脑风暴的阶段。双方在这一阶段需要提出可能的解决方案，并且避免在这个时候评论对方提出的方案是否可行。此时提出的可能解决方案应该基于双方共同的目标和利益。

3. 评估每套解决办法

使用排除法来去掉那些不可行的方案。需要注意的是，其中任何一方如果觉得某套方案不可接受的话都应该去掉。

4. 决定最好的解决办法

在使用排除法后，选择一到两套对双方来说都能够接受的解决办法，而且双方都需要对这个决定做出承诺。

5. 实施最好的解决办法

需要分工明确，规划好具体哪一方负责实施哪个部分。

6. 后续评价

不是所有事先一致同意的解决办法带来的结果都会让双方满意。需要询问对方对该解决办法的感受如何。如果某些部分被忽略、被误判，或者有些突发情况导致解决办法带来的效果并不能让双方都满意的话，这时需要做出一些修正。值得注意的是，就像最开始的决定一样，对解决办法的修正也需要双方的同意。

（周峻民）

第四章　性行为

【本章提要】

- 性行为是性表达的一种具体行为方式，主要包括自体性刺激以及与他人的性行为。
- 自体性刺激是仅个体自己参与的性行为，是性欲表达的方式之一，常见的形式有性幻想、性梦与自慰。与他人的性行为通过与他人互动完成，常见的形式有触碰、亲吻、口交、性交与肛交。本章主要对以上两类性行为及其注意事项进行详细介绍。

第一节　自体性刺激

自体性刺激（autoeroticism）是一类仅个体自己参与的、与他人无互动的性活动，常见的有性幻想、性梦、自慰，还包括对自身刺激的其他方式。自体性刺激是最早产生性欲的表达方式之一，无论在男性还是女性中，均较普遍且形式多样。

一、性幻想与性梦

（一）性幻想

性幻想是指人在清醒状态下对不能实现的与性有关事件的想象，是自我编织的带有性色彩的“白日梦”。性幻想属于大脑皮质活动的产物之一，介于意识和潜意识之间，是对现实生活中暂时不能实现的希望的精神满足，可强化躯体刺激，加深性体验，提供更深层的性满足。

无论是自发产生或由外界刺激产生的性幻想，都是身体机能正常运作的表现。早期犹太教和基督教对性关系要求非常严苛，性幻想也是不被允许的。实际上性幻想是人类常见的性现象，每一个心智健全的人都会有性幻想，只不过在出现频率、长短、内容、性质以及对待它的态度等方面存在较大的差异而已。有研究结果表明，54%的男性每天至少一次想到性，女性的比例为 19%。而一项对大学生进行的调查研究结果显示，94%的男大学生和 76%的女大学生每天至少有一次想到性。性幻想在每个人的性生活中都是很重要的一部分，在性活动中，性幻想可能和现实一样重要，甚至比现实更加重要。

很多人对性幻想感到困惑，原因是他们不能客观地看待想象与现实的辩证关系。幻想仅仅是想象，几乎所有人都曾有过性幻想，只是性幻想不被社会或他人接受，人们忌讳公开谈论这个话题而已。但人都有足够的理智，不会轻而易举地沦为幻想的奴隶；人也有足够的判断力，能分辨活生生的现实和想过就完的幻想，因此许多人永远不会将性幻想付诸实践。人们的性幻想与现实之间的关系实际上与“明星幻想”或“暴富幻想”对应于现实一样，自己非常清楚实现的可能性。不少人因想象与非配偶发生性爱而深感焦虑和自责，实际上在真正明白幻想不等于现实之后，就会把性幻想看淡一些，把它当成轻松的调节剂。

有一些人在性幻想时伴有打喷嚏的现象，男性女性都会出现，这可能源于异性之间产生的爱慕和性吸引。这种爱慕和性吸引首先因为对方的内涵和精神气质，它包括文化素质、艺术素质、道德修养以及个人魅力等内在条件的外在表现；其次是形象外貌，生理条件；再者就是气味和声音。当人们在性幻想时附带气味幻想，大脑则不能独立完成该任务，需要鼻腔配合搜寻并不存在的气味，这就致使鼻黏膜神经开始兴奋，产生短暂的“过敏”而打喷嚏。一般打喷嚏的频次较少，不具有连续性。打喷嚏会使性幻想者产生愉悦感，这是正常的生理现象，不会影响身体健康。

1. 性幻想的内容

性幻想的内容包罗万象、丰富多彩。性幻想让现实的性爱生活与性别角色出现弹性的开发潜力，给人更多的想象空间。性幻想是一种对既定性爱的“转移兴奋点”，也是一种培养崭新性经验的方法。有些人在性幻想中只充当旁观者，但更多的人则成为其中的主角。性幻想的对象可能是向往的明星或渴望的特定人士，这是最为普遍的性幻想；而性幻想的场景也是各式各样的，它往往能给予性爱更多的创造力和愉悦性。将实际生活中难以实现的性爱在脑中私密地进行，营造出只有自己才能心领神会的虚拟实境，可以带给人现实生活中难能可贵的绝妙快感。

性幻想的内容及生动程度随着经验的增加而有所改变，与以往性经历、想象力和所接受的媒体信息量均有关，且存在性别差异。男性的性幻想更加主动和直接，注意主要集中在女性的身体、主动与女性身体接触的过程或直接幻想裸体以及性交满足，男性还更容易幻想拥有多个性伴侣和群交。而女性的性幻想则相对被动，会幻想男性对自己身体的兴趣，幻想内容更多是热恋和浪漫的感情。有少数人特别是女性，会幻想自己被侵犯或受性虐待。由于文化、宗教等因素，在女性的性幻想中，如果自己是主动追求性生活的一方，会引起女性的自我内疚或焦虑，这时通过“反相”形成心理防卫机制，幻想为强加于自己的“侵犯”性行为，能够允许自己既享受到性快乐，又可以为自己找到辩解的理由。

处于青春期的少男少女，通常于11～13岁开始出现性幻想。这个时期对异性的爱慕和渴望会逐渐强烈，但又不能与所爱慕的异性发生性行为以满足自己的欲望。因此，男孩或女孩就会把曾经在电影、电视、杂志、文艺书籍中看到过的情爱镜头和片断重新组合，虚构出自己与爱慕的异性在一起的情景。这种幻想可以随心所欲，毫无顾忌。在进入角色之后，还会伴有相应的情绪反应，可能激动万分，也可能伤心落泪。这种性幻想在闲暇时、入睡前以及睡醒后卧床的那一段时间较多出现。部分人可出现性兴奋，男孩射精，女孩性器官充血，有的还伴随自慰行为的出现。这种性幻想在青春期是大量存在的，出现这种性幻想是正常的、自然的。

既往研究发现，性倾向与性幻想类型无关，即同性恋者性幻想内容与异性恋者基本没有差异，仅仅是性幻想对象不同而已。异性恋者性幻想对象为异性，而同性恋者的性幻想对象为同性。

2. 性幻想的功能

有研究发现，性欲与性幻想存在正相关，性欲越强，性幻想越频繁，性生活的满意度也越高；性幻想越频繁，性幻想者对多样化的性活动接受度越高，性经验也更加丰富。

性幻想者常常以某类男性或女性为幻想对象，而且当幻想频次增加时，会越来越觉得此种类型具有强烈的吸引力，因此可以引导人们找到心仪的性目标。当然，性幻想有时是不现实的、不合逻辑的，性幻想对象常常非常完美，而现实生活中很难找到那么完美的人，这是性幻想的缺陷之一。有时候，人们通过性幻想可以使自己暂时性地逃离无趣或沉闷的现实环境，如日复一日的单调机械的工作，从而有效地调节现实生活中的焦虑和厌倦情绪。

性行为中的躯体刺激与性幻想的有机结合往往会带来更激烈的性体验，使体内的紧张得到更充分的释放，促进性高潮的到来。有研究结果表明，有些女性仅仅通过性幻想就可以达到性高潮。对那些功能性性高潮障碍者（特别是女性患者）、境遇性性高潮障碍者和对性生活感到单调乏味的夫妻来说，性幻想具有积极的治疗意义，可以使性生活更令人满意。对在性生活方面已经很和谐的夫妇来说，性幻想便是现实世界中的一层美妙光环。它带有理想世界的色彩，是性欲的激发剂，可以为两人的关系带来新意和刺激，会让他们的性生活好上加好。

（二）性梦

性梦是指在睡梦中与性对象发生性接触而出现冲动或性高潮的现象，这是青春期性成熟后出现的正常生理、心理现象。性梦有性别差异，男性多于女性，几乎所有的男性和超过半数的女性有性梦经历。青少年时期，随着年龄的增加，性梦的发生率也在增加。青年时期，特别是求爱期间，性梦频次最为频繁，婚后这种现象大为减少。现在我们对性梦机制尚不清楚，通常认为其本质是一种潜意识性的思维活动，可能与性激素水平以及睡眠中性器官的刺激有关。有研究认为，性梦的发生与睡眠的姿势以及膀胱中积尿的数量没有关系，而与睡前心理和情绪上的兴奋或激发以及身体上的刺激有关，还与精囊中精液的充积量有关。

男性性梦会导致睡眠性高潮（nocturnal orgasm；又称遗精，emission），发生概率约为8%。女性性梦时出现性高潮的现象则不普遍，占2%～3%。梦境内容不一定都是露骨的，即使有些看似与性无关的梦也可能导致性唤起。有些性梦者半夜醒来发现阴茎勃起或阴道湿润，或者身体好像做爱一般律动，有些性梦者在醒后有舒心的感觉。性梦越是生动逼真，就越会感到轻松。

性梦也可能包含各种性行为：异性之间、同性之间或其他自体性刺激性行为，甚至还有乱伦、恋物等性行为。因而，有些性梦者会感到精神压力。研究发现，相对于男性，女性较少对睡眠性性高潮有负罪或焦虑感。性梦不由人的意志所控制，性梦中的各种性行为并不代表性梦者的真正意愿。因而，应顺其自然，不必为自己的经历而过度担心和焦虑。

二、自慰

自慰（masturbate）俗称手淫，是一种常见的自我性满足的行为，属于正常的生理现象。研究结果显示，90%左右的男性和60%以上的女性有过自慰行为。历史上，国内外曾对自慰持有堕落、道德败坏、精神疾病甚至罪恶的观点。国外早期的基督教对于有自慰行为的教徒甚至施加严酷的惩罚，以惩戒其“罪恶”；自慰还一度被归为精神障碍。我国长期受制于自慰会伤元气、伤风化、影响健康的陈腐观点。直至20世纪后半叶，世界各国才逐步认识到自慰不是异常和不良行为。特别是1991年在荷兰首都阿姆斯特丹举行的“第十届世界性科学大会”上，有学者宣称，自慰不仅不是一种病态行为，反而在一定程度上是有益健康的行为，引发了各国学者对自慰行为的广泛关注和研究。

（一）不同人群自慰情况

尽管原因不完全相同，但自慰是不同年龄段的男女都会有的一种满足自我性要求的行为，它靠自己的能力来宣泄性能量，解决性胀满，获得性快感和性慰藉。

儿童时期出现的自慰行为多是由于偶尔无意识地玩弄生殖器，或者外生殖器与外界物体接触并摩擦，产生刺激并引起快感，通常情况下并没有性高潮。该时期出现的自慰现象，女孩多于男孩。

到了青春期后，由于性器官逐渐发育成熟和体内的激素变化，青少年由此产生性冲动和性欲，对性满怀憧憬、好奇和幻想。但是从性成熟到能够合法地宣泄性能量、满足性要求（结婚）会间隔数年甚至更久，而这段时间的性需求往往最高，总要寻找机会宣泄胀满的性欲。男孩和女孩都可能在不经意的时候，偶尔刺激生殖器官并达到高潮，所以逐渐有了自慰的行为甚至形成习惯。在这个时期的自慰行为，一般是男孩早于女孩，且频率高于女孩。

到20岁左右，当有性行为后，男孩的自慰频率下降。然而，女孩随着年龄的增加，对自慰的兴趣越来越浓，有些女性甚至到40岁以后才逐渐下降。总体上，自慰行为随着成人结婚后逐渐减少，而有些成人婚后仍然保留自慰行为，原因有多种。有的夫妻由于工作原因，聚少离多，可以通过自慰，释放性能量，获得性满足；还有些夫妻性生活不和谐或者由于暂时的健康原因，一方不能进行性活动，通过自慰加以弥补，等等。

进入老年期，虽然人的健康状况日益衰减，有时候性活动力不从心，但是也不会完全失去性欲望和性能力，有些老年人因为配偶生病或死亡，就会采取自慰的方式作为性生活的补充，这样能保持性活力，释放性紧张，延缓性器官和性心理的衰老。

（二）自慰的形式

无论男性还是女性，自慰行为主要集中在通过各种方式对性器官的直接或间接刺激，最终达到性高潮的过程。自慰的形式主要包括直接用手来操作的自慰，或者采用器械来助“性”。

男人的自慰行为相对比较单纯，几乎都是围绕阴茎进行的。例如，有人靠两条大腿夹、压、摩擦阴茎而完成自慰；有人靠俯卧体位让阴茎与软硬适度的被褥摩擦而射精等。但是，最常用、最直接的自慰方式是握住自己的阴茎，手顺着阴茎头部到根部进行抚摸，并给予一定强度的摩擦，或者上下地抽动，以达到射精并获得自我满足的性快感。有人同时抚摸大腿、乳头、腹部、阴囊或刺激肛门。也有少数人利用色情读物或观看色情录像来激发性欲。

女人的自慰方式则相对比较复杂，除了围绕阴道刺激展开的自慰行为外，还包括对大小阴唇、阴蒂、乳房等部位的刺激。大多数女人自慰时仰卧，用一只手摩擦外阴部，尤其是阴蒂部位，另外一只手刺激乳房等敏感部位。有些采用俯卧体位的女性更容易获得性高潮，因为这种体位方式让身体正面广泛地接受刺激，更接近于性交时的刺激。有人还使用物体插入阴道进行自慰，这些物体多种多样，如人造阴茎、瓶子、笔、玩具等。有些女性用两腿交叉压紧外阴或直接采用某些体位方式加上运动致使外生殖器附近肌肉紧张，从而引发性兴奋。

各种自慰方式都是人们在实践中不断摸索总结出来的，只要不妨碍到别人，可以寻找和摸索各种不同的自慰方式，但要以自己不会受到伤害为前提。有些协助自慰的方式是安全有效的，而有些方式却存在潜在的隐患，可能造成生殖器官的损伤，并容易诱发感染，应该禁止。

（三）客观看待自慰

随着医学的发展，自慰有害论的观点已经被逐渐抛弃，自慰不是精神疾病，也绝对不是一种罪恶的行为，自慰是性行为的方式之一，是性交的补充，具有独立性行为的价值。甚至有观点认为，适度的自慰有诸多益处。观点如下：自慰可以获得与性交相同的生理反应，弥补人们不能进行夫妻性生活的缺憾。例如，未婚青年、夫妻分居、离异丧偶者、性病患者、残疾人、配偶患病不能过性生活者；自慰者不仅不会精神倦怠、食欲减退、四肢酸软，反而会精神愉快、体力充沛；自慰还可以用来采集精液标本以供临床检查，健康男性也可以通过自慰捐献自己的精液；自慰不会传染任何性病，也不会涉及他人，或卷入出轨的性行为与感情纠葛，更不会导致性攻击甚至性犯罪的发生，并避免了因性问题而引起的道德问题和社会问题。

但是也要看到，不当的自慰方式和频繁、过度自慰会带来一些不适。如果自慰的方式不当，会造成性器官损伤。女性若用物品插入阴道或尿道，可能会出现阴道炎、尿道炎或膀胱炎。若异物滞留在体内，则需要通过外科手术进行处理。频繁的自慰可能提高刺激的“阈值”，使男女在真正性交时难以出现性高潮。这是因为性器官诱发的性高潮是温觉、触觉、压觉和震动感等多种感觉功能综合作用的结果，这种感觉有一定的阈值。自慰刺激生殖器官时略带粗暴特点，会提高阈值；而男女真正性生活的局部刺激可能难以达到自慰的强烈程度，以致难以达到性高潮。此外，过度自慰可能造成男性无菌性前列腺炎和女性盆腔淤血。自慰前后性器官会急剧地大量充血，男性除了阴茎以外，前列腺充血最厉害，造成无菌性前列腺炎，出现腰酸背痛、会阴部不适、尿道部灼热感、排尿滴沥不尽、排尿终末有白色液体滴出的症状，还会有乏力症状；过度自慰还可能造成女性盆腔器官如卵巢、子宫、输卵管、膀胱以及盆腔壁上血管充血扩张，从而出现腰酸背痛、会阴部不适、下身坠胀等症状；过度自慰还可能由于心理作用比如害怕、担忧和自责，出现头痛、头晕、注意不集中等症状。

一般来说，适当自慰是一种正常的生理现象，不宜对自慰行为者加以指责，更不宜用夸大、恐吓的方式造成其思想负担。自慰行为没有必要也不可能完全戒除，一定频度内的自慰行为是不需要防治的，因而普及教育特别重要。对那些不懂自慰的人，没有必要去刻意诱导他们关注和讨论这个问题；对那些已经有了自慰行为的人，则应该让他们科学认识自慰行为并加以合理引导。

（四）防止过度自慰

若自慰行为太过于频繁，即过度自慰，会造成生殖器相关症状和一定的心理障碍，扰乱正常的工作和学习，应自我矫治，必要时应接受医学咨询和辅助治疗。戒除过度自慰，一般不会影响性功能，即使过度自慰造成暂时性的男性勃起功能障碍、无菌性前列腺炎或女性盆腔淤血，经过一段时间的修养，也会恢复正常。因此，我们应科学对待自慰现象，以预防为主。尤其是处于性发育期心理状态不稳定的青少年，应该以性教育及心理疏导为主，避免对性的痴迷，培养广泛的兴趣爱好，积极参加文体活动，减少不良的性刺激，控制自慰意念，使注意从自慰转向健康的日常生活和学习。注意生活节奏的调节，晚餐不宜过饱，避免刺激性饮食（如酒、咖啡、辛辣食物）等。上床前，坚持半个小时左右的中强度体育锻炼，以达到疲劳。洗漱之后立即上床，上床后闭目放空思想，暗示身体太疲乏，任何部位都不想动，尽快入睡，如果思想无法放空，也可以想一些自己厌烦的事情。睡眠的被褥不要过暖或过重，避免穿着紧身衣裤，最好侧卧。早晨醒后立即起床，及时排尿。养成良好的卫生习惯，经常清洗并保持外阴清洁，避免包皮内积垢或阴蒂部位的不良刺激。对那些有生殖系统炎症者，如包皮阴茎头炎，采用消炎药等对症治疗，可以消除患者的局部不适，有助于减少不良刺激诱发的自慰冲动。

第二节　与他人的性行为

一、触碰

伴侣间的触碰形式多种多样，例如牵手、挽臂同行、按摩、拥抱、爱抚、抚弄等。触碰常常是心动或性欲的开始，是爱意的行动体现和性唤起的初始信号。人的身体各个部位对触碰都很敏感，因此，通常的触碰不一定是接触敏感部位或生殖器，对互相吸引的人来说，仅仅是牵手也可以带来心动的享受。女性对触碰更加敏感和喜好，将触碰当作重要的情感交流方式，而不一定是性欲的表达；而传统的男性并不注重触碰，或将触碰当作性交暗示和邀请。因此，男女在交流时需要互相了解对方的感受和表达，这是一个学习的过程。

当伴侣双方还不熟悉对方的身体舒适区时，双方都无意于给对方性刺激，用非生殖器的触碰（也称为“爱抚”）来探索彼此对身体触碰的反应。一方在另一方的带动下用手探索身体各个部位对触碰的舒适度，相互交换感受，以寻找最合适的触碰部位和触碰方式。按摩也是一种常见的触碰方式，头部、背部、足底、四肢或全身按摩等，都是伴侣传递情谊的触碰方式，按摩和爱抚都是相对安全的性行为。

带有情欲性的触碰直接引起性兴奋。抚弄、摩擦自己或伴侣的生殖器或乳房很容易激起性欲；用嘴刺激女性或男性乳头通常也会引起性兴奋；有些人吮吸或舔弄伴侣的颈部、耳垂或大腿内侧等部位也具有性刺激作用；还有些人用生殖器或乳房触碰伴侣的身体敏感部位也能够引起性欲。伴侣双方紧贴对方身体，挤压或摩擦彼此生殖器的行为称为摩擦性爱（tribadism），这是女同性恋者比较喜欢的性爱方式，若发生在异性伴侣之间则称为“断磨”（dry humping）。用手刺激女性的阴蒂或男性的阴茎能够引起一部分人性兴奋并直接导致性高潮。但是，并不是所有人都有类似反应，有些女性阴蒂处特别敏感，触碰会引起不适甚至疼痛，有些男性刺激阴茎也会有不适感觉。因此，这些触碰的运用因人而异。

二、亲吻

人们的亲吻行为源于灵长目动物的本能，婴儿时期的吮吸母乳行为正是人们亲吻行为的最初形式。广义的亲吻包括父母对孩子疼爱之吻、朋友间友好之吻、各种礼仪上表达尊敬之吻以及情人之间表达爱意之吻。这里阐述的是狭义上的亲吻，即伴侣之间的亲吻。

亲吻是人们性经历的最初体验，是情人之间爱的象征和激情的体现，也是最普遍、最广为接受的性行为之一。年轻人的初吻是纯洁而美好的，通常被看作人生发展中重要的一步，是一次成人礼，是成年性生活的开始。亲吻能调动人的味觉与嗅觉，比如体味、香水味，可以通过激发无意识的联想与记忆，提供情人间探索和发现对方身体的动力。最热烈的亲吻是唇吻，嘴唇与口腔是身体上精致的性感受器官，对触碰非常敏感，可以激发情人间爱的激情。亲吻的形式可以有唇与唇轻吻、使用舌头舔吻、深度吸吻或使用牙齿咬吻等。除了双方均用嘴唇与口腔接吻的形式，还有用其他亲吻部位的形式，包括吻脸颊、吻额头等，情人性交前戏还包括其他各种亲吻身体的行为，如吻耳垂、吻胸、吻四肢等。

研究结果表明，不同性倾向的人在亲吻数量上有差异，女同性恋者亲吻数量最多，其次是异性恋者，男同性恋者亲吻数量最少。常规的亲吻行为是安全的，但如果亲吻用力过猛造成唇或口腔受伤出血，或者一方口腔本身有溃疡或伤口，则也存在疾病传播风险。

三、口交

在性行为活动中，用口腔（唇、舌、齿或咽喉）触碰性伴侣生殖器官的性刺激方式称为口交（oral-genital sex）。在民间对男性口交还有很多文雅和粗俗的词语，如“吹箫”“品箫”“吹喇叭”等。口交分为男性口交和女性口交。男性口交就是吮吸阴茎（fellatio），由伴侣用口腔对男性的阴茎进行吮吸和舔弄；女性口交就是舔阴（cunnilingus），由伴侣用唇舌对女性的外阴或阴蒂进行舔弄刺激。历史上曾经对口交禁忌或持否定态度，主要因为不洗澡人群的生殖器官的卫生问题。另外，口交双方的地位是不平等的，吮吸和舔弄别人性器官者常常是地位低下者，比如女性或奴隶。但是，随着时代的进步、卫生条件的改善、女性地位的改善，口交已没有既往的禁忌，不管男性和女性，越来越多的人接受口交。多项研究结果显示，70%～90%的男性和女性在性生活中有口交行为。

口交行为可以在伴侣一方进行，也可以双方同时进行。后者正如中国古代文学中描写的“颠鸾倒凤”，实际上就是男女双方互相用口腔与生殖器接触，这种行为也经常被图像化描述为“69”式体位，当然不限定在男－女中，还有可能是男－男、女－女之间。有时候口交就是某些伴侣性生活的主要形式，比如同性伴侣或为了避孕的伴侣。口部的嘴唇和舌头柔软而湿润，会给性交带来特别的快感甚至达到性高潮。但口交更多时候只作为性生活的“前戏”，为进一步性交做准备，因为很多人并不能通过吮吸阴茎或舔阴就达到性高潮。

伴侣双方都能够接受口交并愿意配合时才可进行口交。吮吸阴茎时，伴侣舔弄龟头、轻柔刺激阴茎体，然后把勃起的阴茎含在口中，嘴唇把牙齿包住，以免牙齿伤到阴茎，同时可以用手有规律地抚弄阴茎其他部位或阴囊。当兴奋度增加时，可以用力吮吸，增加对阴茎的压力和摩擦力，有节奏地往根部下移然后往返。大部分男性通过吮吸阴茎而引起性兴奋，有些男性因此而能够达到性高潮。口交期间要注意双方的适应程度，阴茎若伸入伴侣口腔过深，达到喉部，可能引起呕吐；龟头可能会分泌少量液体，或达到高潮射精到口部，造成伴侣不适；另外，如果口腔用力过大，牙齿可能致伴侣阴茎损伤。舔阴时，伴侣轻柔而有节奏地舔弄阴蒂及其周围，但是一开始可以先舔弄并亲吻大腿内侧、腹部和外阴部分，等性唤起后，再舔弄阴蒂区域。极少数女性能在舔弄阴蒂过程中达到性高潮，有些女性需要同时配合手指插入阴道甚至肛门以获得更大刺激，才能达到性高潮。但是，很多女性被舔阴时仅仅引起一定的性兴奋，并不能达到性高潮，还有些女性被舔阴时并不能引起性兴奋，甚至有非常不舒服的感觉，因而极少在性生活中有舔阴行为。

有些伴侣担心口交可能引起疾病传播，这种担心是有依据的。有研究结果发现，若在口交时，口腔内有伤口或溃疡，存在通过口腔感染 HIV 或其他疾病的风险。1998—2002 年对芝加哥梅毒患者的研究结果发现，13.7%的患者可能由于口交造成梅毒感染。另外，口交还可能使口腔感染人乳头瘤病毒（HPV），导致口腔癌。因此，在进行口交时，必要的防护是需要的。

四、性交

性交（sexual intercourse）是指男性将阴茎插入女性阴道的性行为方式，即阴茎－阴道性交或称为阴道性交，俗称做爱、房事，这是异性恋男女最核心的性行为。阴茎－肛门的肛交方式有时也会被称作性交，但这里讨论的主要是前者，即阴茎－阴道性交。从生物意义上来看，性交的目的是繁衍后代，但是人类性交的意义远胜于此。性交需要伴侣双方的生殖器参与，它带来的不仅仅是生理上和心理上的快感，还可增进交流并传达爱意，也有研究认为性交有增进伴侣双方健康的效应。对于男性，性交活动能够增进雄激素的分泌，特别是在性高潮和射精前，雄激素释放水平比平时高 3 倍左右。雄激素能够加速机体多种蛋白质的合成，比如促进免疫球蛋白合成，提高人体免疫力；也能作用于骨髓造血机能，使男性肌肉发达、精力旺盛、充满阳刚之气。定期射精，能够帮助清除前列腺内积累的前列腺液，减少或者避免慢性非细菌性前列腺炎或病原体感染。对于女性，性交能够提高雌激素分泌水平，雌激素不仅是保持女性性征的重要激素，还有降低血管通透性，降低血清胆固醇，促进骨骼致密，防止骨质疏松，促进神经系统、泌尿系统健康的功能。对于男女伴侣双方，性交相当于做慢跑运动，可以增加机体能量消耗；和谐的性生活能够减轻精神压力，解除精神紧张，促进积极情绪；性交能够促进新陈代谢，防止大脑老化及心血管疾病。

（一）性交过程

在人们的性交过程中，男性阴茎勃起时间很短，只要接受刺激就会立即勃起，男性性冲动的发生远快于女性，男性达到性高潮射精之后，性兴奋快速消退，阴茎变软，处于不应期。而女性的性兴奋发展比较慢，需要的时间较长，达到性高潮以后，消退过程也相对较慢。因此，需要了解男女性差异，配合伴侣之间的不同节奏，才能达到性交和谐。比如加入“前戏”，通过接触、抚摸、拥抱、热吻、舔阴或口交等使伴侣双方，特别是促使女性获得性冲动。当女性性兴奋启动以后，阴道会分泌黏液，这些黏液是天然的润滑剂，帮助男性阴茎顺利插入阴道中，也可减轻女性的摩擦疼痛感。当男性将阴茎插入女性阴道后，进行反复进出抽动，相互摩擦，最终使双方达到性高潮。

男性性高潮除了呼吸、心跳加快、面色红润以外，最主要的表现为射精，肛门括约肌、阴茎肌肉以及前列腺快节奏地收缩，收缩的括约肌和前列腺会将储存在精囊中的精液与精子经过输精管从阴茎尿道口排出。自主神经的反射加上一连串不随意的肌肉收缩，会使男性有愉悦的感受。男性性高潮时间很短，一般不超过 10 秒，高潮过后精液可能还会继续排出。但也有极少数男性，性高潮仅仅是肛门括约肌收缩，性高潮持续时间可能会更长，性高潮时间与射精持续时间并不相等。男性射精后一般进入不应期，此时，即使对阴茎给予刺激也不再勃起。不应期的时间因人而异，从数分钟到数小时，这段时间内无法再达到另一次性高潮。

女性性高潮表现为呼吸、心跳加快，阴蒂膨大突出，阴道括约肌快节奏地收缩与放松，有些会出现短暂性的肌肉僵硬，面部、耳朵、乳房和阴道周围会变得很红润。女性性高潮过后没有不应期，有些女性若继续给予性刺激可能达到多重性高潮。

（二）性交体位

性交体位并无定式，但会受到人们躯体性因素和心理性因素的束缚。大部分伴侣只采用几种姿势，有些人甚至只采用一种姿势。无论哪种姿势，只要伴侣双方都认同且能给双方带来最大的兴奋和满足，都是可以接受的体位，并没有优劣之分。荷兰著名的健康医学专家哥肯·佛克总结了性交 4 大类 65 小类体位，包括卧位 36 种，坐位 16 种，站立位 5 种和跪立位 8 种。这里介绍几种最常见的体位。

1. 面对面男上位

面对面男上位是最为常见的体位，也称为传教士式体位，因为传教士历来鼓励人们采用这种体位。这种体位比较符合我们文化的正统思想，也让人们感到不逾规矩和安心自在。男性卧于女性上方，有时也可以用手环住女性的颈部，女性仰卧，双腿分开并屈膝。这种体位的优点是：双方全方位身体接触，可看清对方的表情，方便更多的亲昵动作如亲吻；男性可以自由活动，最大限度地掌控性交过程，男性可以自行引导阴茎进入女性身体，性交更容易些，有利于准确掌握射精时机。但这种姿势的缺点是：不利于男性刺激女性的阴蒂，无法使女性产生性兴奋，女性难以达到性高潮，并且如果男性过重，女性会感到活动受限而不舒服；这种体位对男性阴茎刺激非常强烈，男性很容易达到高潮而射精，而女性却可能无法达到高潮；此外，孕妇不宜采用该体位，以免造成流产等不良事件。

2. 面对面女上位

面对面女上位为女性俯卧在男性上方，而男性仰卧，类似于传教士式，只是伴侣双方位置正好相反。双方可以清楚地看清对方的表情，方便更多的亲昵和抚摸，如男性可以抚摸女性的乳房和臀部。这种姿势女性能掌控性交过程，可以自由活动，控制阴茎插入的深浅和节律，可以适度挤压阴蒂，任意一方均可爱抚和刺激女性外阴和阴蒂，女性更容易达到性高潮。而这种体位对男性阴茎刺激没有那么强烈，比较容易控制射精，不至于早泄，能与女性同时或相近的时间达到性高潮，激起男性更大的激情。因此，许多伴侣喜欢采用这种姿势，会有比较舒适和浪漫的感受。对于孕妇早期、男性有疾病或者感到疲惫时，这是优选的姿势。

3. 面对面侧卧位

面对面侧卧位中伴侣双方侧卧并且面对面，这样双方都不用承受对方的体重，两人均自由，均能放松地轻吻和抚摸对方。缺点是阴茎容易从阴道中滑出。

4. 面对面坐位

面对面坐位为男性坐在床上或其他物体上，女性骑跨在男性大腿上。这种姿势可以使伴侣双方更加方便地亲昵和抚摸对方。但是自由度受限，女性也会因为阴茎插入过深而不舒服。

5. 后进式体位

后进式体位有多种变化，女性可以跪着或侧俯卧式，男性阴茎从后方插入阴道。这种姿势常常激发男性很大的性兴奋，因为他们可以看到和紧密接触到女性的臀部。这种姿势比较适合于孕妇晚期，因为可以克服体重和挤压胎儿问题。但这种姿势并不被很多人认同，特别是女性伴侣会觉得不舒服，认为这种姿态类似动物交配，伴侣间也不够亲密。

（三）性交注意事项

从性健康的角度来看，性交应注意以下问题。

（1）伴侣双方保持清洁卫生，在性交前要清洁身体，尤其是要清洁性器官。

（2）周围环境需要干净和谐，一方面可以减少性交过程中将细菌和病毒带入体内，另一方面整洁良好的环境会促进双方良好的精神状态，使性生活和谐美满。

（3）不要在女性月经期性交。因为女性子宫颈口在月经期是开放的，性交极易造成感染，导致子宫或附件发炎。

（4）不能带病性交，如果伴侣一方有严重的器质性疾病，医嘱不能过性生活者，不能勉强过性生活，以免加重病情。

（5）若感染性病未治愈者，特别是感染了 HIV，最好不要过性生活。除非在医生指导下，而且要坚持使用安全套。

(6) 当伴侣心情不愉快、身心疲劳时不宜性交，否则不仅得不到性生活的和谐，反而会导致一方反感，如果这种情况反复发生，则可能导致女性性冷淡或男性勃起功能障碍。

(7) 当饮酒、饱食或饥饿时不宜性交。因为饱食后血液充盈到胃肠，性器官及大脑血液供应不足，容易导致性器官勃起不足不坚。饮酒也有类似的不利。饥饿时，人的体力精力不充沛，精神不饱满，这些都会影响性生活的满意度。

(8) 在性生活中还要抛弃男尊女卑的思想，男女都应该平等，不能完全由男性主导，男性若不尊重女方自尊心，不顾女性的生理特点及性兴奋特点，不顾忌女性对某些姿势的反对，则女性无法获得性高潮和性满足，久而久之，会导致女性性厌恶、性冷淡。

(四) 性功能障碍

性功能障碍多种多样，其影响因素是相当复杂的，可以归纳为两大类，生理性因素（器质性因素）和心理性因素。生理性因素包括影响生殖器官的血液循环机制、内分泌因素，以及感染、药物所致疾病等因素。心理性因素包括缺乏性生活的知识、不合理的文化熏陶、害怕怀孕等，这些因素导致男女消极地对待性生活。无论哪种性功能障碍，最好咨询专科医生，及时矫正和治疗。

1. 女性性交疼痛

女性性交疼痛有时发生在刚有性交生活阶段，有时发生在有性交生活一段时间以后，有的发生在女性围绝经期（更年期）。阴道内部和外部都可能疼痛，还会辐射至腹部、腰部和背部。性交疼痛可能发生在性交开始阶段，随着性兴奋增加，疼痛感消失。有些人疼痛一直持续到性交结束后几小时甚至几天。

女性性交疼痛的原因有多种，阴道干燥不润滑是首要原因。可能因为性交前戏不足，女性性冲动没有被激发出来，阴道腺体还没有分泌液体润滑阴道，如果此时阴茎强行进入，会造成阴道黏膜损伤而疼痛。做足前戏以及增加水溶性人体润滑剂是减少阴道干燥的好方法。阴道炎症也是常见原因，各种感染造成阴道内瘙痒、有灼烧和刺痛感，也会造成外阴及阴唇疼痛。另外，阴茎碰撞子宫颈、过度性交、盆腔充血或卵巢囊肿等也会造成性交疼痛。

2. 女性阴道痉挛

女性阴道痉挛是指在性交过程中，当男性阴茎试图插入阴道时，阴道靠近外面的1/3处肌肉不自主地收缩，导致阴茎插入受到严重影响，甚至完全无法插入，从而影响性交过程。即使女性对性刺激的反应是适当的，对性交前戏比如爱抚亲吻也是享受的，但阴道痉挛现象仍然有可能发生。

阴道痉挛由多种因素造成，生殖器官先天发育不全如处女膜厚韧、阴道隔膜是原因之一；各种病变如阴道炎症、性交操作技术不当如性兴奋不足或男性动作粗暴等造成性交疼痛，从而发生保护性反射引起阴道痉挛；还有可能是心理性因素造成的，如错误的性教育、创伤性性经历等产生消极、紧张、焦虑和恐惧心理，进而在性交时引起阴道痉挛。

3. 无性高潮症

无性高潮症是指一个人在性爱中总是无法获得性高潮，男女都可能患无性高潮症。达到性高潮能够使性生活非常享受，让男女双方在生理上、心理上和情感上都会感到充满活力，并带来愉悦和渴望。然而，如果总是达不到性高潮，性爱则会变成一种义务而让人极为不悦，成为沮丧、苦涩和消沉的源泉。

男性射精是达到高潮的标志，然而有些男性尽管射精仍没有快感，目前医学上还无法解释。可以确信的是，造成这种原因是大脑无法感应到射精，或者即使大脑接收到射精的信号，也没有把它翻译成快感的信息。

女性无性高潮症的情况比男性更常见，如果不采取矫正手段，有些女性一生都无法获得性高潮。女性无性高潮症原因有多种，最常见的原因是女性不了解自己的生殖器，特别是阴蒂的结构和功能，以及怎样在性生活中正确刺激它引起性兴奋。在阴道性交时，女性可以获得性高潮，这是因为阴道获得了间接的刺激，阴茎的插入和抽出的动作摩擦阴蒂的包皮而刺激了它。此外，男女双方共同运动时，女方的阴蒂及其周围区域会与男性的耻骨接触受到刺激。但有研究结果表明，在任何情况下，性交都不是女人获得性高潮最有效的方式。对阴蒂及其周围区域的直接刺激，可以让女性不需要阴道插入就可以获得高潮，如女性自慰、男性用手刺激或口交可以使女性获得性高潮。

在传统观念里，制造快感都是男性的事情，享受性爱的愉悦主要也是男性，女性有无快感无关紧要。有些宗教和风俗甚至认为，如果女性在性爱中表现愉悦就是淫荡下流的，女性如果在性爱中主动和明确表示欲望就是不道德的。这些错误、消极的观念和态度极大地影响女性，使女性只为了满足配偶，不关注自我感受，久而久之，造成性爱过程中忧虑、拘谨、恐惧等心理，不主动寻求自身性爱刺激，感受不到性高潮带来的愉悦。当然，女性无性高潮症也可能是生理原因。由于性高潮是一种神经反射，阴蒂、阴道的肌肉和神经的任何病变和损坏都会使信息无法到达大脑，比如患性传播疾病或其他慢性病、长期酗酒、长期用药等造成生理病变和创伤。然而，这些生理原因造成女性无性高潮症的只占很小的比例。

4. 性冷淡

性冷淡即对性事的兴趣异常低下，不仅缺乏对性交的兴趣，包括对其他形式的性活动如自慰也缺乏兴趣，没有性爱的想法，不做与性有关的梦，没有性幻想。性冷淡的人在其他人身上找不到性的吸引力，也不会因为自身无法释放性欲而感到沮丧。实际上，完全无性欲的人极少，出现性冷淡的主要原因不是生理原因而是心理原因，比如缺乏自尊、焦虑、自我感觉差、有被性虐史或者与性伴侣关系不好等。

5. 早泄

早泄是最为常见的男性性功能障碍，在任何年龄段都可能发生。很多男性在某个年龄段会出现早泄问题，大致40%左右的男性都受到过早泄问题的困扰，大多数情况下自然改善而不属于性功能障碍。但如果每次进行性生活时几乎都会发生早泄，则属于性功能障碍。长期早泄给男性和其配偶的性功能都会带来不良后果，长期早泄的男性在射精过程中感受不到足够的快感，由此又会产生焦虑和恐惧感，最终会导致性欲减退和勃起功能障碍；而早泄也会致使女性不能性唤起，阴道常常没有足够湿润而性交，造成性交痛；性交痛又会导致性交的紧张感，男性射精过程更早进行，男女双方都无法感受到性高潮，形成恶性循环。

早泄的生理原因有多种，比如尿道和前列腺病变、血管病变、神经性病变、抗抑郁药物和抗高血压药物（降压药）作用、阴茎头高度敏感、激素失衡以及其他任何影响射精反射机制的疾病。这些生理性因素所占比例相对较少，更多的是心理性因素，如压抑的童年、不成功的性经历、家庭问题、缺乏性知识或各种压力等，也有来自伴侣的因素，如患有妇科疾病、无性高潮症、性冷淡等。

6. 男性勃起功能障碍

男性勃起功能障碍俗称阳痿，就是男性在想要进行或正在进行性生活的时候，至少有一半情况不能勃起或者不能维持勃起状态。对于男性老年人，生理性因素是男性勃起功能障碍的常见原因，即男性勃起功能障碍是一个人在逐渐衰老过程中随之而来的问题，50%的65岁以上男性老年人和75%的80岁以上男性老年人有男性勃起功能障碍。对于年轻人，心理性因素如焦虑、疲倦和各种疾病因素是男性勃起功能障碍的主要原因。阴茎勃起需要足够流量的血液，因此与血管有关的问题，如动脉硬化等会阻断通向阴茎的动脉血；外伤、糖尿病、脑卒中、酗酒和手术等会造成阴茎的神经病变或损伤，尽管有些男性勃起功能障碍患者有正常的激素功能，血液也可以顺利地到达阴茎，但是血液很快又像退潮一样迅速消退，不能维持阴茎的勃起状态。

五、肛交

肛交（anal intercourse）是指在性行为中男性将勃起的阴茎插入性伴侣肛门中的行为。有时也泛指其他涉及肛门刺激的性行为，比如用手指或其他物品插入肛门，甚至包括舔肛（analingus），或以其他器官对肛门进行刺激的行为。

尽管不如口交普遍，肛交仍是男同性恋性活动的重要方式。喜欢在肛交中作为插入方的概率稍微高于喜欢作为被插入方的概率。通常情况下，由于肛门括约肌的缘故，插入方可以获得阴茎刺激快感，这种快感可能比插入阴道的快感更强；被插入方在肛门括约肌被刺激的同时，前列腺也会充血，刺激射精中枢，也会产生不同程度的快感，但是也有许多被插入方完全无快感。在异性性活动中，插入方是男性，被插入方是女性；但在男同性恋人群中，并不完全是“扮演男性”和“扮演女性”的角色，肛交双方都表现男性气质，而且经常互换体位。20%左右的异性恋曾有过肛交行为，但是大多是尝试性的，再度实施肛交的概率不高。

与其他性行为相比，肛交给参与者的健康带来更大风险。一方面，肛门不属于生殖器官，并不具备适合性交的生理条件。肛管与直肠交界处为齿线，齿线以下肛管受脊神经支配，疼痛反应敏锐；而齿线以上直肠黏膜受自主神经（植物神经）支配，无疼痛感。肛门处的上皮组织非常脆弱，而且肛管和直肠不会像阴道那样分泌液体起润滑作用，如果没有使用润滑剂，强行插入，容易撕裂肛门括约肌，引起剧烈疼痛。肛交还会损伤直肠黏膜，由于没有疼痛感，人们经常忽视这种损伤。当这种损伤反复出现时，容易形成溃疡，肛交时不仅疼痛还会出血，并且这种损伤和溃疡极易造成性传播疾病。如果插入方的精液中有HIV而且阴茎有损伤，则可使HIV通过肛管和直肠损伤和溃疡部位进入被插入方的血液循环系统，造成被插入方 HIV 感染。同时，若插入方阴茎有损伤和溃疡，被插入方血液中的 HIV 也可以通过损伤的性器官使插入方感染。其他性传播疾病比如肝炎、梅毒、尖锐湿疣等也可以因此而传染。另一方面，肛门和直肠内有大便，肛门属于污染部位，大便经此排出体外，有很多微生物寄生。肛交时若清洗不干净，被插入方肛管和直肠受损伤又会继发细菌性感染。此外，插入方性器官、手指等被污染后，若没有及时清洗干净，也会造成细菌性感染。如果有痔疮等疾病，上述感染风险进一步增加。肛交也会增加肛管直肠疾病如直肠脱垂、肛裂的发生。其他肛交性行为如舔肛或手指等其他物品插入肛门，均会造成损伤和感染。

因此，尽管肛交会给伴侣带来性爱高峰的体验，但从性健康角度来看，需要更加谨慎地选择这种性交方式。在性交前，双方都确保不带有 HIV 或其他相关疾病，而且始终坚持使用安全套。即便使用舔肛这种性行为方式，也要用橡胶薄膜覆盖到肛门及周围，以降低 HIV 感染以及其他性传播疾病和细菌感染性疾病感染的风险。

（刘巧兰）

第五章　性与社会

【本章提要】

- 性既具有生理性，同时也具有一定的社会性。
- 本章主要从社会发展与社会规范的角度来讨论性与社会方面的主题，其内容主要包括社会性别、与性相关的社会问题。

虽然性是人类的本能行为，但如果只是简单地从生理角度来讨论性，我们很难理解不同社会中存在的与性有关的现象的多样性。比如性本来是人类的一种本能，但2015年日本国立社会保障和人口问题研究所的一项调查发现，该国年龄18～34岁的未婚者中，超过40％的人没有任何性经验。因此，我们必须从社会发展与社会规范等方面来讨论性。

第一节　社会性别

一、社会性别的概念

性既是一种生理现象，又是一种社会现象。谈到性，我们首先想到的是两性在生理上的差异。婴儿出生时，人们可以从生殖器的外观区分性别。到了青春期，性系统开始迅速发育，走向成熟。青春期性发育包括性器官形态、功能发育和第二性征发育。经过青春期后，两性性特征更为明显。两性生理差异不只存在于解剖学构造，主要表现在染色体、性腺、性激素、解剖构造、生理功能、身体形态、运动功能等方面。

但是，现代社会性别理论提出不能简单地将两性差异仅仅视为生理现象，认为两性的差异也是社会建构的结果。这从英文有关“sex”和“gender”的区别可见，通常“sex”是指生理上的性差异，而“gender”是指社会性别的差异。如大部分社会对男女有关发型、衣着有规定，有的社会还有比较严格的要求。在情感表达上，社会对男女也有不同的要求，比如对于哭，女性的哭泣会被周围所容忍，而社会对男性的眼泪却不那么待见。如何看待社会性别呢？目前通常认为，社会性别是社会对不同性别的行为期待，如社会通常期待男性是勇敢的，而女性是温柔的，在整个社会中存在大量的对男性与女性不同的行为期待，在一个既定的文化环境下，性别的行为差异是一个社会运行的重要基础。

这种社会性别是如何来的？根据社会学的观点，社会性别是社会化的结果，或者说是社会规范内化的结果。社会规范通过家庭、社区文化、学校与大众传媒等途径塑造了个人的性别角色，其中家庭是性别角色社会化的首要动因，这是毫无疑问的。父母在抚养子女的时候，基本上也会针对子女的不同生理性别采取不同的抚养方式，比如在玩具上，男孩的玩具通常是建筑与交通工具类玩具，而女孩的玩具较多为洋娃娃类的玩具。在很多社区文化中，都有小孩的角色扮演游戏，儿童通过对父母的角色扮演模仿成人的社会行为模式。而文化产品无疑也扮演着重要的角色，在大量的给儿童阅读的童话中，性别角色也贯穿其中，如白雪公主、灰姑娘等童话故事中，男女性别角色通过非常明显的方式呈现出来。

二、社会性别的生理基础

虽然目前一些理论研究者强调社会性别是被社会“建构”出来的，但男女在生理上确实有差异，而这种生理差异是大部分社会中社会性别差异的基础。在同一地域同一人种，男性身高通常比女性更高，身体更为强壮。因此，传统社会分工中，男性从事较重的体力劳动，而女性从事较轻的体力劳动。而在传统社会中，如果发生战争，士兵基本是男性，因此大部分社会以“男权”为主。

虽然在目前的社会分工中，体力劳动所占比重非常低。但在一定情况下，男女的这种生理差异还是有影响的，比如在性暴力犯罪中，受害者通常为女性。

三、社会性别的历史性与文化性

虽然生理差异一直存在，但随着时代的变化与文化的发展，社会规范在变化，社会性别规范也会变化。社会性别规范的差异在多方面影响着人类的性。

（一）对家庭生活的影响

从广义的角度来看，家庭与性有着重要的关系。家庭被绝大多数社会认为是发生合法性关系的前提，同时，家庭生活保证了人类的繁衍。而在不同的社会规范中，家庭的表现不同。最明显的是现代社会的家庭变化，大部分传统社会都崇尚生育，强调多子多福。根据联合国人口基金会的统计，20 世纪 70 年代以来，全世界大部分社会都出现少生的趋势，在一些发达国家，青年人群的婚姻年龄不断推迟，不婚人口不断增加。

（二）对性欲望的影响

社会文化规范还可以影响人的欲望，在人类性行为中，性唤起是一个重要的心理机制，而性唤起会受到社会性别规范的影响。跨文化的研究中发现不同社会的审美有着较大的差异，比如中国古代女性缠足，在中国历史上一段时期内曾被认为是女性美的标志。这种审美的差异会影响人的性欲望。

（三）对性行为选择的影响

在欧洲中世纪，受宗教的影响，非生育的性行为都是不被提倡的，如手淫在当时的文化环境下被认为是有害的。现代社会人类的性行为已经不完全与生育联系在一起，人类的性行为方式多样化。特别是与传统社会相比，现代社会的色情书籍、图片与电影等淫秽作品泛滥，人们非常容易获得各种类型的性刺激。

第二节　与性相关的社会问题

一、性倾向

性倾向又称性偏好、性指向、性取向，是用来描述一个人性渴望、幻想和感觉的对象，通常是同性或者异性。性倾向通常分为异性、双性和同性倾向，现在也有人提出“无性倾向”。1948 年，美国性学教授金西较早地提出了同性恋与异性恋之间还存在双性恋这一事实。不过总的来看，提到性倾向，人们想到最多的还是同性恋问题。

（一）同性恋概述

同性恋是以同性为对象建立起亲密关系，或以此性取向作为主要自我认同的行为或现象。同性恋又包括同性恋倾向与同性恋行为。

同性恋倾向在很大程度上是指一个人内在的情感认同，一个人可以有同性恋倾向但不表现出同性恋行为。同性恋行为就是与同性发生了亲吻及以上性关系的行为。单纯通过同性性行为并不能简单判断一个人是否就是同性恋，有一个术语叫境遇性同性恋，是指在一些特殊的与异性完全隔离的小环境下产生的同性间性行为。

古今中外，同性恋现象是广泛存在的。同性恋并不是舶来品，在中国古代历史上就有着大量的记载。中国古代将同性恋称为“龙阳之好”的说法出自《战国策・魏策》：魏王与龙阳君共船而钓，龙阳君得十余鱼而涕下。王曰：“何为泣？”曰：“为臣之所得，鱼也。”王曰：“何谓也？”对曰：“臣之所得，鱼也，臣其喜，后得又益大，臣欲弃前得鱼矣。今以臣之凶恶，而得为王拂枕席，今四海之内，美人亦甚多矣。闻臣之得幸于王也，必搴裳趋王。臣亦曩之所得鱼也，亦将弃矣。臣安能无涕乎？”魏王于是布令于四海之内曰：“敢言美人者族！”汉朝时也有著名的汉哀帝“断袖”典故。汉哀帝十分宠爱一个叫董贤的男子，有一天，哀帝和董贤一起睡午觉，哀帝醒后要起来，但衣袖被董贤压着，哀帝不愿意因抽出衣袖而惊动董贤，竟用剑将衣袖割断。据潘光旦先生考证，“前汉一代几乎每个皇帝都有个把同性恋对象”，明清时期也有着大量的男风记载。“月落乌啼霜满天”的作者张岱，其《自为墓志铭》就有“好娈童”一说；清朝的《红楼梦》里面就有关于同性恋的描述；清朝道光年间，出现了全世界第一本以同性恋为题材的小说《品花宝鉴》。

在西方历史上，也有着大量关于同性恋的记载。柏拉图的著作《理想国》中，就有关于同性恋的描述。西方历史上也有一些名人是同性恋，如计算机科学之父图灵，在 1952 年因同性恋行为被英国警方控以“猥亵和性颠倒行为罪”。

在中外历史记录上，有关同性恋的记载基本都是男性同性恋。但在古希腊，出现了一个名叫萨福的女诗人，据说萨福是西方历史上第一个通过诗歌刻画同性恋之间相思之情的人。萨福被认为是一个女性同性恋者，现在西方用 Lesbian 一词称呼女性同性恋者，Lesbian 的本意即为萨福居住的古希腊一个小岛的名称 Lesbos。

（二）同性恋与精神疾病

在 20 世纪 50 年代之前，同性恋被认为是一种精神疾病。随着时间的推移，科学的发展和人们对同性恋认识的深入，同性恋慢慢地不再被视为一种罪恶，也不再作为一种精神上的或者心理上的疾病，而渐渐地开始被视为只是与多数人不相同的一种性倾向。1973 年，美国精神协会将同性恋从精神病体系中去除。1975 年，美国心理协会正式宣布，“同性恋”不属于心理疾病。1990 年 5 月 17 日，世界卫生组织将“同性恋”从精神病名册中除名，编号为 ICD－10 的国际疾病分类标准中已不再包含同性恋相关内容。因此，同性恋倾向不需要任何治疗，世界上也没有可以“改变性倾向”的医疗技术。目前已知的针对非异性恋倾向的“修复疗法”或“转性疗法”都被证明无效，而且会严重威胁当事人的健康与福祉，甚至对其生活造成灾难性的破坏。

在我国，根据 2001 年 4 月 20 日出版的《中国精神障碍分类与诊断标准》第 3 版（CCMD－3）中对同性恋的定义，同性恋是指在正常生活条件下，从少年时期就开始对同性成员持续表现性爱倾向，包括思想、感情及性爱行为；对异性虽可有正常的性行为，但性爱倾向明显减弱或缺乏，因此难以与异性成员建立和维持家庭关系。在我国，同性恋开始以一种非疾病研究课题的地位出现。

（三）金西量表

1948 年美国性学教授金西（Alfred Kinsey）在《男性的性行为》（*Sexual Behavior in the Human Male*）一书中首次提出金西量表。金西认为男人并不是只有“同性恋”和“异性恋”两种，每个人都有一定的同性恋/双性恋倾向，只是程度不同，他使用了 0~6 对人的性倾向进行定位。0 表示完全异性恋；1 表示主要为异性恋，只偶有同性恋行为；2 表示主要为异性恋，但也有同性恋行为；3 表示异性恋与同性恋倾向相同；4 表示主要为同性恋，但也有异性恋行为；5 表示主要为同性恋，只偶有异性恋行为；6 是指完全同性恋。

根据金西的数据，完全的同性恋在女性中为 2%，在男性中为 4%。但根据美国 20 世纪 90 年代的人群调查，发现自认为是同性恋的比例在女性中为 1.4%，男性中为 2.8%。

金西量表除了为推测人群中的同性恋人群数量提供了一定的参考之外，还较早地提出了同性恋与异性恋之间存在双性恋这一事实。

（四）同性恋的成因说

针对同性恋的成因，有学者根据生物性因素进行阐述，也有学者根据社会性因素进行阐述。

1. 生物学理论

同性取向至少与三种生物性因素有关：激素（hormone，音译为荷尔蒙）、基因和大脑。

根据激素理论，男同性恋者的雄激素水平要低于一般男性；女同性恋者的雌激素水平要低于雄激素水平，并且比一般女性有更高的雄激素水平。但大多数研究发现，同性恋与异性恋之间并没有激素水平的统计学差别。

根据基因理论，同性恋是先天造成的，而不是后天养成的。研究结果表明，当兄弟姐妹中有一位为同性恋者时，其同卵双胞胎比异卵双胞胎更有可能成为同性恋，人们常以此证明同性取向很大程度上是由基因决定的，因为同卵双胞胎与异卵双胞胎相比，在基因方面有更多的相似之处。

大脑理论源于美国神经科学家西蒙·列维（Simon LeVay）的研究，他仔细研究了死去不久的男同性恋与男异性恋的脑组织。结果发现，大脑下丘脑控制性行为和人体温度，但大小是有差异的，男同性恋下丘脑的面积不及一般男子的一半。列维由此认为，较小的大脑可能导致同性取向。

2. 社会学理论

对大多数社会学家来说，同性恋与异性恋行为是一样的，都源于社会环境，只是各种社会环境的特质不同而已。正如社会性因素不同导致同性恋发生率不同一样，通过社会交往和社会支持等社会力量，就能遏制或鼓励同性恋行为。通过社会性因素解释同性恋的理论如下：

（1）“缺失理论”：不愉快的异性恋经历或者缺乏吸引异性的能力，有时候被认为是导致一个人成为或者选择成为同性恋的原因。

（2）弗洛伊德理论：弗洛伊德派的学者将同性恋归因于儿童时期的压力，特别是一个强势、过度保护的母亲配上一个软弱、无力而又有敌意的父亲，会使男孩缺乏对男性形象的适当认同而导致同性恋。

不过，目前有关同性恋的成因解释，无论是生物学解释还是社会学解释，都并不确切，因为存在大量与相关解释相反的案例。

（五）现代社会的同性恋

西方发达国家同性恋群体的社会运动要比其他地区活跃，也更易成为社会热点问题，但同时也面临着各种反对的压力。以美国为例，美国同性恋者争取婚姻权和平等权的运动始于 20 世纪 70 年代，在此之前由于害怕受到社会的歧视和伤害，同性恋者对他们的性取向都秘而不宣，直到 1969 年纽约市石墙旅馆事件改变了美国同性恋者的态度，同性恋者开始在政治上组织起来，积极捍卫他们的权利。之后在全国范围内成立了众多同性恋团体，并逐渐发展成全国性事件。从 2003 年开始，同性婚姻逐渐在一些州合法化，这成为分裂美国社会和政治的一个具有高度争议性的问题。2015 年美国最高法院以5∶4的投票结果裁定，同性婚姻合乎宪法。这一裁决结果意味着同性婚姻在全美 50 个州全部合法，13 个州对同性婚姻的禁令随之撤销。美国也因此成为全球第 21 个在全境承认同性婚姻的国家。

法国于 2013 年 4 月 23 日成为欧洲第 9 个和世界第 14 个将同性婚姻合法化的国家。同性婚姻法案在法国国民议会里以 329 票对 229 票通过，同时，议会外应对示威的数千名防暴警察和水枪的部署，意味着这项法案将法国撕裂成两派，引发了 30 年来法国最大的街头抗议。2013 年 5 月 18 日正式通过同性婚姻法案，同年，有约 7000 名同性恋者注册结婚，占当年结婚总对数的 3%。

但在一些信奉伊斯兰教的国家，同性恋依然是非常严重的社会禁忌，受到国家法律的严厉禁止，最严重的情况下会被处以死刑。另一些刑罚如马来西亚规定同性恋者最高可判处 20 年徒刑，阿联酋规定最高可判处 14 年。即便不被列为非法的伊斯兰国家，对同性恋的歧视和敌对状态亦很严重。

（六）中国的同性恋情况

我国关于同性恋的研究出现较晚，基本在1980年之后才开始。中国同性恋问题的社会学研究始于中国社会科学院研究员李银河博士。1992年李银河博士与她的丈夫王小波共同出版了《他们的世界》一书，系统地揭示了中国现代社会中存在的同性恋情况。

时至今日，由于经济发展和社会观念的逐渐开放，同性恋现象作为一种社会问题逐渐浮出水面。随着西方文化中同性恋文化的影响，越来越多的人开始理解和接受同性恋现象的存在。如今我国很多城市都有同性恋聚集活动的专门场所，如酒吧、公园等，但总体来说仍属于小范围的地下活动。由于是地下活动，这些同性恋圈子中不可避免地存在一些混乱情况，比如滥交和缺乏安全措施的性行为引起的传染病蔓延等。

为了预防和控制艾滋病，政府部门通过同伴教育等在同性恋群体中开展了安全性行为方面的健康教育，因此出现了一些公开的同性恋群体的志愿者组织。

（七）与同性恋有关的社会问题

虽然同性恋现象已渐渐被社会理解和接受，但是同性恋可能造成的社会问题仍不可忽视。

1. 艾滋病

获得性免疫缺陷综合征俗称艾滋病。20世纪80年代初，全世界最早确诊的人类免疫缺陷病毒（HIV，俗称艾滋病病毒）感染者基本上是男性同性恋者，随着疫情的发展，目前全世界艾滋病病毒的感染主要以异性间的性传播为主。但目前我国的艾滋病疫情，通过男－男性行为的传播还是占有较大比重。因此，在男性同性恋者中，应该进一步加强安全性行为教育，以预防艾滋病病毒的传播与感染。

2. 家庭问题

在同性婚姻不被认可的国家和地区，由于受到强大的社会与家庭压力，许多同性恋人群会选择与异性结婚，俗称“形婚”，这对当事人及其组建的家庭都有可能带来一定的问题和伤害。

3. 儿童养育问题

同性恋结合的家庭是否可以养育儿童目前已成为实现同性婚姻合法化国家争论的一个焦点。同性恋家庭因无法生育孩子，只能采取领养的措施，但生活在一个同性恋家庭，儿童的性取向无疑会受到影响。对儿童的监护人或机构来说，将儿童交给同性恋家庭抚养，可能会导致儿童失去建立正常性取向的机会。因此，同性恋人群领养儿童并没有得到多数人的认可。

二、性交易

商业性性交易通常称为卖淫，是性服务与金钱的交换。卖淫行为在古今中外广泛存在。历史上卖淫通常是合法的，但在现代社会中，大部分国家卖淫都是非法的。尽管是非法的，却广泛存在。虽然卖淫可以是男性为女性、男性为男性提供性服务，但主要形式是女性为男性提供性服务。

（一）历史上的性交易

在中国历史上，提供性服务的女性通常被称为娼妓。中国最早的妓女，实际上是战俘和奴隶。《史记·匈奴列传》中就有“夏桀蓄女乐、倡优”的记录。《战国策·东周策·周文君免士工师藉》中的“齐桓公宫中女市七，女闾七百”通常被认为是春秋时期管仲创设的官妓制度。在随后的历史上，唐诗宋词明清小说中的花街柳巷常常是文学的主题。在中国历史上，提供色情服务的场所通常被称为青楼。但值得注意的是，青楼中通常也存在不直接提供性服务，而是以提供舞蹈表演、吹拉弹唱、诗词歌赋等方面的技艺为主的场所。因此，有观点认为，妓女是指受过专业训练、具有专业服务技能从事色情服务的女子，在业内其职业地位高于“娼”。

西方历史上也存在类似的情况。一些西方学者认为，在西方最早建立国营妓院的是古希腊的政治改革家梭伦，此后的雅典存在三种不同类型的妓女：一般的妓女被称为“娼妇”，直接从事性交易；地位更高的被称为“歌妓”或者“吹笛手”，她们通常在富人举办的宴会上演奏乐器、跳舞款待客人；而最高层的妓女被称为“情侣”，被认为是社会上层男性寻求爱情的对象。

在中外历史上，长期以来，卖淫都是合法存在的。但从19世纪后期开始，西方国家首先开始取缔妓女。在1949年中华人民共和国成立后不久，人民政府通过查封妓院、惩治老鸨和改造妓女等措施取缔了娼妓制度。到1957年，卖淫嫖娼活动基本禁绝。

（二）性交易产生的原因

性交易产生的最主要根源是社会经济的发展。从私有制社会建立初期的情况来看，性交易产生的原因大致有以下可能：

（1）在私有制社会，权力和财富日益集中。当时的大小奴隶主在家庭中占有和蓄养大批女奴，这样就使社会上的男女比例失调，出现了不少娶不到老婆的鳏夫。同时，城市的出现、商业的发展、人员流动的增加，使得不少军人、商人、游士、手工业者远离家庭，外出谋生，他们和鳏夫一样，要解决或暂时解决性欲问题，这就增加了对妓女的需要。

（2）城市和商业的发达使有些农村经济破产，有些妇女无以为生，商品交换原则使她们不得不以肉体来换取金钱，并成为可能。

目前，虽然人类社会已经获得了极大进步，但滋生商业性性交易的土壤并没有完全消失。首先，贫富差距在人类社会并没有消除，正相反，目前的一些研究结果表明，20世纪90年代后，贫富差距甚至在西欧与美国重新扩大。日益扩大的贫富差异依然是导致商业性性交易的土壤。其次是享乐主义与拜金主义的影响，如在日本，一些年轻女性并不十分贫穷，但她们会为了购买奢侈品而与年长男性进行“援助交际”。此外，由于一些原因社会上出现了人口性别比失衡的问题，现代社会一夫一妻制是主流，但人口性别比失衡也会导致部分人口无法婚嫁的情况，这也是性交易存在的原因。

（三）性交易带来的社会问题

虽然性交易广泛存在，但来自社会对其的批评声一直没有停止。总结相关言论，可以认为性交易会带来如下社会问题：

（1）破坏家庭单元，影响社会道德。家庭是人类社会赖以生存的最基本单元。而卖淫嫖娼行为不仅是破坏稳定婚姻家庭关系的罪魁祸首，还是滋长纵欲主义的根源。对绝大多数人来说，他们循规蹈矩，先爱后婚，在家庭中进行合法的性生活，再进行生育传宗接代，这几乎是生活的定式。但卖淫嫖娼行为会动摇人们的家庭观念，滋生纵欲行为与拜金主义。

（2）卖淫行为本身是非法的，同时又与一些其他的违法犯罪相关。如吸毒行为，吸毒通常会导致经济困境，而部分吸毒者通过卖淫来解决毒资。卖淫者本人通常也容易成为抢劫一类犯罪行为的目标，而一些抢劫犯罪还会直接导致卖淫者死亡。

（3）卖淫导致性传播疾病传播。中国古代将性传播疾病称为花柳病，而古代人将青楼又称为烟花柳巷，因此中国古代将性传播疾病与卖淫联系在一起。由于卖淫者与众多对象发生性关系，因此感染性传播疾病的风险远高于普通人；而其感染性传播疾病后，又非常容易将性传播疾病传染给嫖客，因此性工作者一直都是性传播疾病控制中的重点人群。

（四）性工作者群体的分层

如前所述，在古代高层次的性工作者被称为“艺妓”。而对当代社会的性工作者，我国著名的社会学家对该群体进行过分层。分层有很多方式，有人将其划分为七个阶层：一是“第三者”，二是“包婆”，三是“三陪女”，四是“应召妹”，五是“发廊妹”（按摩女），六是“站街女”，七是“工棚妹”。

特别值得注意的是，在这种划分中，通常意义上没有被人们看成卖淫者的群体“第三者”也被纳入其中。当然，如果考虑到卖淫是性服务与金钱的交换，“第三者”确实也可以归类于性工作者。这样的分类给我们带来了新的视角，告诉我们性工作者内部有着非常大的社会经济差异，一些性工作者处于社会底层，收入微薄；而有少数却收入不菲。这样的划分也对如何通过法律手段来解决卖淫问题提供了一定的借鉴意义。

（五）性交易与法律

全世界对性交易的立场从立法模式来看主要有四种：一是承认性交易的合法性，如荷兰、德国等国家；二是对性交易中的购买方有罪化认定，如瑞典，这种认定在一定程度上是对为生计所迫而卖淫的底层女性较好的保护；三是对违背妇女意愿而从事性交易的行为实施有罪认定，如日本；四是性交易属于非法行为。在上述四种立法模式中，第四种模式被大部分国家和地区所采纳。特别是近几年来，许多原本允许性交易合法存在的地区或国家也转为禁止的立场。以我国台湾地区为例，台北市在 2001 年废止了存在于该地区几十年的公娼制度。

从世界各国对性交易的立法态度看，禁止娼妓制度无疑在世界范围占主流观点。即使在承认性交易合法化的国度里，近几年也在不断地加强管理。对性交易采取更为严格管理背后的原因是，一些国家发现允许性交易合法存在并没有消除性交易活动自身的弊端，而且其带来的社会危害更为突出：安全与健康问题首当其冲。《美国流行病学杂志》刊登的一份研究报告显示，妓女在工作场所被杀害的概率最高，是妇女从事的第二危险工作的 51 倍。其他研究结果显示，10 个妓女中就有 9 个急切地想要逃离卖淫工作，几乎有一半的妓女企图自杀过至少一次。更多的事实显示，色情行业的泛滥会导致相当严重的社会问题，尤其对青少年造成了极坏的影响。而且色情业的发展往往会演变至操控于黑社会手中，这反过来又增加了社会的不稳定因素。

我国在性交易的法律问题上，在2006年之前，对普通的卖淫行为，按照《中华人民共和国治安管理处罚条例》（简称《治安管理处罚条例》）第30条规定“严厉禁止卖淫、嫖宿暗娼以及介绍或者容留卖淫、嫖宿暗娼，违者处十五日以下拘留、警告、责令具结悔过或者依照规定实行劳动教养，可以并处五千元以下罚款；构成犯罪的，依法追究刑事责任。嫖宿不满十四岁幼女的，依照刑法第236条的规定，以强奸罪论处”予以处罚。2006年至今，《治安管理处罚法》替代了《治安管理处罚条例》，其中第六十六条规定：卖淫、嫖娼的，处十日以上十五日以下拘留，可以并处五千元以下罚款；情节较轻的，处五日以下拘留或者五百元以下罚款。此条确立了卖淫的一般违法性。除卖淫行为外，根据有关法律条文，强迫、引诱、容留他人卖淫者将受到刑法的制裁。

（六）性交易的新问题

20世纪90年代，世界进入了互联网时代。随着智能手机的应用，世界进一步进入移动互联网时代。随着互联网革命的深入，性交易问题也出现了新的情况，传统的卖淫嫖娼活动已蔓延至网络空间，其危害性日益扩大。网络空间出现了色情视频聊天等新的色情方式，大量的卖淫信息通过网络传播，而公安部门对网络卖淫行为的取证则比较困难。

在欧洲与美国，网络卖淫极大地改变了性交易的方式。在美国，除了内华达州，卖淫及相关的推广活动都是违法的，即便如此，卖淫的推广和介绍服务还是在网络上蔓延开来。为了规避法律，这些网站把服务器设在海外，站长和用户也实行匿名登录。而在德国，卖淫和卖淫广告均是合法的，2014年前后，德国甚至出现了合法运营的性交易应用程序，为性交易双方都提供了很大便利。

（杨洋）

第六章　性与健康

【本章提要】

- 性的健康是指生殖器官的解剖结构正常，无疾病，性生理功能、性心理功能正常，并有正确的性观念和性行为，可以有计划地怀孕。
- 本章主要从性行为发生过程中保护健康的角度，介绍避孕的基本知识、常见的性传播疾病以及安全性行为。

第一节　避孕与性

一、避孕的意义

避孕是指采取服用避孕药物、用具、手术的方式或利用生殖生理的自然规律达到避免受孕的一类行为。从大的方面讲，避孕是计划生育最主要的内容，能够控制全球人口快速增长。人口问题是全球性的问题，庞大的人口无疑会导致各种资源紧张，地球环境生态平衡也受到威胁，开展计划生育，实施必要的避孕措施是控制人口数量和提高人口质量的良好方法。从小的方面讲，对因健康问题、学习工作问题或其他问题不想或者暂时不想生育的人而言，避孕是延迟生育的首要措施，既能有效地控制家庭的人口数量，也能让父母有足够的精力和能力履行为人父母的责任，给孩子提供更好的生活质量。

此外，很多青年男女由于性知识缺乏，对避孕节育了解甚少，不清楚性与避孕的关系，造成了一定的生理和心理伤害，特别是非意愿妊娠已经严重威胁到广大女性的健康。常见的非意愿妊娠的原因主要是没有采取避孕措施，或者使用方法不当而造成避孕失败。如果能及时有效地采取避孕措施，可以预防大多数非意愿妊娠，免受人工流产之苦。匈牙利塞格德大学妇产科对 1998—2000 年的堕胎青春期少女的避孕工具使用状况、避孕意识和避孕态度进行了调查分析，结果显示，大多数堕胎青春期少女在首次性接触时未采取保护措施或使用不安全的方法，缺乏受孕和紧急避孕的知识，不能规范和正确使用避孕方法。

为保证育龄女性的生殖健康，控制人口数量和提高人口质量，进行正确的避孕教育是十分必要和紧迫的。为此，应该开展优质的计划生育服务。计划生育优质服务的概念是美国学者 Judith Bruth 于 1995 年提出的，坚持以人为本、以人的全面发展为中心，以大众的需求为出发点，以稳定生育水平、提高人口素质为目标，围绕“生育、节育、不育”开展优质服务，合理地利用和配置社会资源，以适应社会的发展和个体的需求，全面提高计划生育服务质量，促进人口和社会的全面发展。计划生育优质服务不仅从理论上将服务的内容融为一体，更重要的是将人性化服务的理念引进计划生育服务过程，对改变计划生育服务者的思维方式，衡量评估服务质量具有深远的指导意义。

计划生育优质服务的主要内容至少包括以下六个方面：

（1）提供足够可供选择的避孕方法，以满足不同服务对象的不同需求，理解服务对象选择避孕方法的心态，帮助服务对象比较需求与避孕方法之间的适宜性，尊重他们的选择。

（2）提供全面的信息，针对服务对象准备采用的避孕方法提供详尽的信息，鼓励服务对象提出问题并耐心解答，同时应该提供有关的宣传资料。

（3）提高服务者的技术能力，通过培训等各种措施，提高服务人员胜任服务的资历和技术能力，服务人员能准确地宣传避孕节育知识，提供适宜的避孕方法，并能进行医学随访等。

（4）与服务对象建立良好的人际关系，在提供计划生育服务时要注意维护服务对象的尊严，遵循亲切、认知、严肃、守密的咨询守则并提供良好的服务环境。

（5）提供适当的综合服务，将计划生育技术服务与孕前保健、生殖道感染防治和孕育健康的后代等服务有机结合，为服务对象提供全面的生殖健康服务。

（6）确保计划生育服务的连续性，提供周密的随访服务，或上门或应邀来诊，提高服务对象对避孕方法的满意度和续用率。

二、避孕的原理

受孕是一个非常复杂的生理过程，必须具备足够的条件才能够成功受孕；而避孕则是控制这个生理过程，干扰必要的受孕环节，达到成功避孕。

1. 受孕条件

受孕必须具备的条件如下：

（1）男方能产生健康和有活力的精子，并能进入女方阴道。

（2）精子进入阴道后，能继续保持活动能力，并能顺利通过子宫颈和子宫腔到达输卵管，等待与卵子结合。

（3）女方能排出健全的卵子，卵子能进入输卵管，成功与精子会合，形成受精卵。

（4）受精卵必须及时发育成胚胎到达子宫腔，而子宫腔的环境又适合胚胎的生长。

2. 避孕方式

避孕是针对上述受孕过程，人为地抑制精子和卵子产生，或阻止卵子与精子的结合，或使受精卵不能在子宫着床，或使子宫不利于精子生存和受精卵发育，以达到避孕的目的。具体来说，避孕有以下五种方式：

（1）抗生精：阻碍精子生成或干扰精子发育。精子由睾丸生成，在附睾中成熟。睾丸的生精功能受到下丘脑－垂体－睾丸轴控制，睾丸在生精过程中同时分泌雄激素，而雄激素和其转化而成的雌激素对下丘脑和垂体的分泌有负反馈抑制作用。临床上正好应用这一原理，给男性使用较大剂量的雄激素来抑制下丘脑和垂体激素的分泌，以达到阻止睾丸生精的目的，如使用棉酚类的男用口服避孕药和温热、超声和微波等物理方法。

(2) 抗排卵：抑制卵泡发育或排卵。正常情况下，妇女卵巢每月排卵一次，而且一般情况下只排一个卵子，两侧的卵巢交替进行，每次排卵在下次月经前的 14 天左右。卵巢的这种周期性变化是通过下丘脑－垂体－卵巢轴的作用进行的。目前采用的抗排卵措施主要通过药物对下丘脑、垂体产生负反馈作用从而抑制卵巢排卵。临床上使用的含人工合成的雌激素和孕激素的复合型避孕药就是根据抗排卵的原理研制的，如长效和短效的甾体激素避孕药（针）。

(3) 抗受精：阻隔精子与卵子相遇或杀死精子。其主要方法包括安全套、阴道隔膜、宫颈帽等，阻止精子与卵子相遇；杀精剂或含铜宫内节育器，使精子在阴道或子宫腔内丧失活力；甾体避孕药，改变宫颈黏液性质，影响精子通过子宫颈；绝育术，永久性地阻碍精子与卵子结合；安全期避孕法，选择非排卵期性交，以错过精子与卵子相遇的适当时机。

(4) 抗着床：受精 96 小时后，受精卵变成胚泡，再经过 3～4 天胚泡开始着床，而着床的关键在于胚泡的发育和子宫内膜的环境以及某些激素水平。宫内节育器和阴道避孕环可改变子宫内环境，不利于受精卵的着床和发育；避孕药可干扰输卵管和卵子的同步变化，影响输卵管蠕动，阻止受精卵植入子宫内膜。

(5) 抗早孕：使已经着床的胚泡或胚胎从子宫腔排出的措施称为抗早孕。通过负压吸引为主的人工流产手术是目前抗早孕最主要的方法。另外，可使用药物紧急避孕，通过杀伤胚泡或胚胎，降低母体内激素水平，诱发子宫内膜变性、坏死，诱发子宫收缩而将胚胎逐出体外。

三、避孕的方法

在人类的历史中，人们很早便开始发明和使用各种方法进行避孕。早在 3500 年前，古埃及人用象形文字记录了一个古老的避孕处方，即用阿拉伯树胶、椰子和蜂蜜浸湿的羊毛绵球植入女性体内防止怀孕。该方法后来被证明有效，因为阿拉伯树胶中含有乳酸，是一种天然的杀精剂。公元 17 世纪，英王查理二世的御医 Condom 医师发明了用小羊的盲肠制作的男用安全套。1832 年，美国医生查尔斯·诺顿（Charles Norton）发明了一种避孕溶液，性交后通过注射器注入子宫。1838 年，德国医生弗里德里希·王尔德（Friedrich Wilde）给患者提供子宫帽，覆盖在子宫颈上面。“王尔德帽”正是现代子宫帽的前身。1843 年，科学家得出了精子遇到卵子就会怀孕的结论。1956 年，哈佛生理学家格利戈里·平卡斯（Gregory Pincus）发明了口服避孕药，被誉为“口服避孕药之父”。各种避孕用具如安全套、避孕海绵、冲洗器和子宫帽等也逐渐被推广。避孕药物和用具的发明，使人类开始主动控制自己的生育，摆脱妊娠分娩的压力，能更充分地享受性带来的快乐。

（一）常用避孕方法

随着人类的不断探索和医学的进步，目前广泛应用的避孕方法主要有甾体激素避孕、屏障避孕、自然避孕、宫内节育器避孕、绝育术避孕、事后避孕等。

1. 甾体激素避孕

合成的雌激素和孕激素配伍制成各种剂型的避孕药，包括口服避孕药、避孕针、皮下埋植剂等。

（1）口服短效避孕药：这是使用较广泛的一种避孕方法，以其成分的不同又可分为雌激素复方类和单纯孕激素类。目前多使用低剂量的雌孕激素复合避孕药，包括复方炔诺酮片（口服避孕片1号）、复方醋酸甲地孕酮片（口服避孕片2号）、复方左旋炔诺酮、三相避孕片、去氧孕烯炔雌醇片（妈富隆）、复方孕二烯酮片（敏定偶）、炔雌醇环丙孕酮片（达英-35）等，我国尚没有单纯的孕激素避孕药。口服短效避孕药的优点是：避孕效果好，不影响性生活；可逆，即对生育没有影响，停药后下个月经周期即可受孕；除避孕外，还有使月经周期规律，减轻痛经等作用。口服短效避孕药的缺点是：需每天用药，易漏服，服药初期有类早孕反应、月经改变（月经间期点滴出血或闭经）等现象，长期服用会增加静脉血栓危险。用药时应注意咨询医生，在医生指导下严格按照使用说明服用，不要漏服、迟服、错服或中途换药，掌握漏服避孕药的补救方法；如果性伴侣双方中的一方短期外出，仍需服完22天，中途停药易造成避孕失败或干扰月经周期；停服7天后未来月经应检查是否怀孕；与抗高血压药（降压药）、降糖药、抗凝药、抗抑郁药等药物有相互干扰、拮抗作用；妥善保管避孕药，受潮、变形、破损的药片不可服用。

（2）避孕针：常用的避孕针有复方乙酸孕酮避孕针、复方甲地孕酮避孕针、复方庚酸炔诺酮避孕针1号、单纯孕激素避孕针。避孕针的优点是：注射一次可避孕3个月，有效率高达98%，用药方法简单，可避免口服给药的胃肠反应，减少贫血的发生，减轻痛经症状等。醋酸甲羟孕酮（狄波-普维拉150）长效避孕针因不含雌激素，不影响乳汁分泌，哺乳期妇女产后6周可开始注射，该避孕针不影响利福平、苯妥英钠的药效，使用方便，在自然流产或人工流产后1周、产后立即或产后4周均可使用。避孕针的缺点是：复方长效避孕针的不良反应比短效口服避孕药大，特别是用药初期，容易引起月经改变，停药后生育能力恢复较慢，应用时需要由专业人士注射，不能自行用药。停用后需要数月至半年时间，药物才能从体内清除，故不能马上怀孕，建议5个月后再怀孕。

（3）皮下埋植剂：属于避孕药缓释系统，将合成的孕激素放置在高分子化合材料制成的装载物内，再植入体内，药物保持恒定、持续、低剂量释放，达到长效避孕效果。目前我国多用皮下埋植剂和阴道环。皮下埋植剂的优点是：一次植入可避孕3到5年，避孕效果高达99%；可逆，取出后24小时失去避孕作用，生育力即可恢复；手术方法简单，不含雌激素，故不影响泌乳量和乳汁质量，哺乳妇女产后6周即可使用；可减少异位妊娠（宫外孕）、卵巢癌、子宫内膜癌的发生率。其缺点是：需手术植入和取出，部分人可能有月经紊乱或闭经反应，若使用者体重超过70 kg，避孕有效率会降低。医生在使用皮下埋植剂时需注意严格掌握适应证、绝对禁忌证和相对禁忌证，由受过专门训练的医务人员实施，医务人员须向使用对象详细说明此方法的优缺点，征得知情同意，放置后要定期随访。

2. *屏障避孕*

屏障避孕包括使用安全套、杀精剂、阴道隔膜等方法。这些方法既可单独使用也可合并使用，避孕效果取决于是否正确使用。

（1）避孕套：分男用避孕套和女用避孕套，目前广泛使用的是男用避孕套。男用避孕套由乳胶薄膜制成，其有效率与是否正确使用有关。避孕套的优点是：安全、方便、无副作用、廉价、易获得；除避孕外还有助于预防和减少性传播疾病，能防止包皮垢与宫颈接触，避免人类乳头瘤病毒（HPV）感染，预防宫颈癌，因此又称为安全套；对早泄有治疗作用；克服少数妇女精液过敏反应。其缺点是：如不正确使用，失败率高达20%；少数人对乳胶过敏。使用注意事项：正确掌握使用方法，注意保存，勿受热、受潮，阴凉处储存，避免接触油脂及樟脑，不要使用过期、变脆、粘连或破损的避孕套；少数出现乳胶过敏反应的人，则需要改用其他避孕方法；若避孕套滑落掉入阴道内或破裂，应停止性交，并立即采取紧急避孕措施。

（2）杀精剂：包括避孕膜、避孕栓、避孕膏。其主要成分是壬苯醇醚，剂型有栓剂、片剂、薄膜、胶冻及阴道海绵等。杀精剂的优点是：具有灭活精子作用，不干扰内分泌。其缺点是：少数人过敏；如不能正确使用，失败率较高。使用杀精剂应注意以下事项：不要将避孕膜的药膜与隔离纸错用或混用；避孕膜易受潮、溶解，会影响避孕效果，需注意保存；避孕栓剂内有油脂基质，易损坏橡胶，不宜与男用避孕套同用；避孕膜（栓）要靠体温融化，应在放置后10分钟再性交方能达到避孕效果，若置入后超过30分钟未性交则应再放一枚；少数人比较敏感，偶有局部刺激症状，停用后可消除；使用杀精剂避孕失败后应立即采取紧急避孕措施。

3. 自然避孕

在妇女的每个生理周期中，排出的一个卵子只有不到1天的时间等待受孕，而存留在阴道中的精子能够游向卵子的机会有数天之久。自然避孕法（易受孕期知晓法）的方法是预测一个生理周期中的排卵时间，此时期避免性交以达到避孕目的。其基本要素为日历、基础体温表和测子宫颈黏液变化，以计算安全期和危险期。自然避孕法包括安全期避孕（周期性禁欲）、哺乳闭经避孕。这是一种传统的避孕方法，在避孕药和宫内节育器问世之前是常用的避孕方法之一。

（1）安全期避孕：包括日历法、基础体温表法、宫颈黏液观察法等，适合月经周期正常、生活规律的夫妇。

1）日历法：是以排卵可能发生在下一个月经来潮前的14天来推算，妇女记录6次完整的生理周期，找出最短的一个周期，并计算天数，然后减去16，这便是每个月经来潮算起的第一个“不安全日”；再找出最长的一个周期，计算天数，然后减去11，这是每个月经来潮日算起的最后一个“不安全日”。不安全日大约持续10天，避孕伴侣不能在任何“不安全日”性交。

2）基础体温表法：可以通过妇女的体温来显示真正的排卵时间以达到避孕目的。妇女的体温会在排卵后的24小时内上升0.5～0.6 ℃，一直维持到月经来潮为止。体温上升主要为黄体分泌孕激素所致。通过连续记录半年体温，可以明确生理期的排卵时间。在体温上升前至少7天以及上升后的3天都不能有性行为。

3）宫颈黏液观察法：这是基于排卵前促性腺激素的浓度会跃升的原理。女性促性腺激素浓度上升，可以刺激卵子的成长，同时也使子宫颈产生更多的黏液。当促性腺激素浓度达到最高时，黏液看似生蛋白，可以在指尖间慢慢撑开；阴道开口变得湿滑；如果用一枚镜子观察子宫颈，可发现平时大部分时间关闭的子宫颈口也呈张开状。非排卵期，黏液较黄或呈现乳白，不能以指尖撑开；阴道口是干燥的；子宫颈口也关闭。

安全期避孕有其优点，如不干扰生理功能，无副作用。但其缺点也很明显，其避孕效果依赖于正确判断排卵期，若双方配合不默契，或工作生活环境不稳定，不能准确掌握排卵期计算方法及保证排卵规律，则失败率较高。应用该方法要注意正确掌握知识，推算排卵日期，若生活、工作不规律以及月经周期不规律则不宜使用，还需要掌握及时补救及紧急避孕措施。

（2）哺乳闭经避孕：哺乳闭经避孕是一种传统的避孕方法，必须满足三个条件，即产妇婴儿不足6个月，纯母乳喂养4～6个月，产后月经尚未恢复。其优点为：性生活无需任何其他避孕措施，简便、廉价、无任何激素副作用，有利于喂养婴儿和产后恢复。其缺点为：6个月后效果不可靠，完全母乳喂养对某些妇女有困难或不方便，不能防止性传播疾病，艾滋病感染孕妇可能发生母婴传播。需要注意的是，月经来潮或未坚持母乳喂养时，应采取其他避孕方法。

4. 宫内节育器避孕

宫内节育器有惰性和活性两种。惰性宫内节育器因失败率较高，已被淘汰。活性宫内节育器，即在宫内节育器上加上具有生物活性的金属或激素药物（如铜离子、吲哚美辛、孕酮等药物），以增强避孕效果。宫内节育器的避孕原理是：长期异物刺激造成子宫内膜损伤，产生前列腺素，子宫内膜白细胞及巨噬细胞增多，产生无菌性炎症反应，使受精卵运行速度与子宫内膜发育不同步，受精卵无法着床，吞噬细胞有吞噬精子的作用。另外，激活纤溶酶原，局部纤溶活性增强，导致胚囊溶解、吸收。宫内节育器的优点是：长期、安全、可逆，一次放入可避孕数年，不干扰其他系统的功能，不影响性交和生育能力；经济、低廉、高效。其缺点是：需要在无菌条件下实施子宫腔操作，可能发生脱落、带器妊娠，不能预防性传播疾病和异位妊娠的发生。使用注意事项：需要在医疗机构放置或取出；含铜宫内节育器有有效期，需要及时更换；部分人放置后可能出现腰腹不适、点滴出血、白带增多等现象，短期内可缓解无需处理；放置后需要定期随访。

5. 绝育术避孕

绝育术分为输卵管绝育和输精管绝育，是一项永久性的避孕节育方法，适用于永久不准备生育或已经有孩子不打算再生育的夫妇。输卵管绝育是通过切断、结扎、电凝、输卵管夹、环套输卵管，或采用腐蚀药物、高分子化合物形成栓子的方式堵塞输卵管腔，卵巢内排出的卵子无法经过输卵管达到子宫，精子和卵子无法在输卵管内会合。输精管绝育是将精子由睾丸输往体内的两条管道切断、结扎，精子便无法到达储存精液的地方。绝育术的优点是：避孕效果好，一次手术终身避孕，手术简便、损伤小，不会影响性征、性欲和性生活。其缺点是：不可逆性，男性和女性都可能会面临心理问题，悲观、抑郁、焦虑、紧张、沮丧、恐惧等心理问题又将造成性功能障碍。医生在行绝育术时需注意术前要详细介绍手术方法，以获得知情同意；术后要加强随访，消除服务对象的顾虑或身心不适。

6. 事后避孕

事后避孕是在无保护性交或避孕失败后，为防止意外妊娠采用的补救措施，包括紧急避孕、探亲避孕药、53 号避孕片等。因探亲避孕药带来的不良反应较大，53 号避孕药片服用复杂，目前多不使用，而较为推广紧急避孕。紧急避孕的方法包括：无保护性交后72 小时内服用紧急避孕药物，以及在 5 天内放置含铜宫内节育器。未孕或未婚妇女采用紧急避孕药物，经产妇若无禁忌证，建议放置宫内节育器。紧急避孕药的优点是：补救作用，预防意外妊娠，服用简单。其缺点是：使用时受到时间和条件的限制，有一定的失败风险。紧急避孕需注意要在医生指导下采用，1 个月经周期内只能使用 1 次紧急避孕，再次服用药物不增加避孕效果，反而会增强药物的不良反应，故不能作为常规避孕方法；另外，超量及频繁用药会影响内分泌系统，导致月经紊乱，还会出现肠胃不适、精神烦躁、抑郁等症状。

（二）避孕方法的选择

人们在性行为过程中应该根据个体的不同生理阶段特点及健康状况来选择最合适的避孕方法。

1. 选择避孕方法的原则

（1）避孕方法的获得性：男女均有知情权和享受避孕的权利，推广综合避孕方法，使人们可以做出最适宜的选择，保证避孕咨询提供的服务是循证的和标准的，经常性的管理和评估计划生育服务，确保服务是可行的。

（2）避孕方法的有效性：一方面依赖于避孕方法自身的优缺点和效果，另一方面还在于服务对象使用前是否对该方法有完整准确的认识，使用过程中是否持续及正确地使用。

（3）避孕方法的可接受性：男女双方对避孕方法的一致认可，并愿意实践。

（4）避孕方法的可负担性：提供的避孕方法一定要考虑服务对象的经济承受能力。

（5）避孕方法的安全性：包括计划生育技术服务过程各个环节的安全性，如使用医学检查、手术操作、无菌消毒技术以及使用避孕药后对心理和身体各系统的影响。

2. 不同人群避孕方法的选择

（1）青少年：年龄不应成为禁止青少年使用避孕方法的医学原因。青少年可使用任何避孕方法，并应获得多种方法的选择，如口服短效避孕药或使用安全套。一般情况下，青少年易发生性冲动，选择安全期避孕可能会失败。青少年对避孕药等方法的不良反应耐受性低，停用率较高，应加强咨询指导。

（2）新婚夫妇：选择避孕方法的原则应是高效、简便、不影响性生活、停用后短期内可恢复生育、不影响后代健康。可首选口服短效避孕药，注意要在新婚当月月经来潮后第一天或第五天（根据不同药物要求）开始服用。待双方适应后还可采用其他方法，如屏障避孕。新婚期不宜使用宫内节育器、长效避孕针，但对准备较长时间推迟生育者可选用长效避孕针。新婚期不易掌握排卵情况，故不宜使用安全期避孕。

（3）哺乳期夫妇：可以使用哺乳闭经避孕，一旦月经恢复或为孩子添加配方奶或辅食，就应该开始选用其他避孕方法，如屏障避孕或避孕针。哺乳期不宜口服雌激素配伍的避孕药或采用安全期避孕。宫内节育器是多数哺乳期妇女的最佳选择，可以在阴道分娩后 42 天、产后 3 个月或剖宫产后 6 个月时放置。

(4) 已生育过孩子的夫妇：可采用任何方法，使用前要弄清楚选择方法的禁忌证，放置宫内节育器是最佳选择。

(5) 40 岁以上妇女：应坚持避孕，直至月经完全停止。可选择屏障避孕。口服短效避孕药不属于禁忌证，但在使用前应进行筛查，如 45 岁以上且吸烟者则不宜使用。若已放置的宫内节育器尚未到期，且没有明显不适症状，可以继续放置，至闭经半年后取出。

(6) 希望永久避孕：可选用长效、高效的避孕方法，如皮下埋植、宫内节育器，若肯定不再生育可选择绝育术。

3. 特殊情况避孕方法的选择

(1) 月经不调：月经不调分为月经过多或过少。若月经过多，可以选用短效避孕药，既可避孕又可调节月经周期，减少月经量；也可放置含孕激素的宫内节育器。若月经过少或闭经，可以放置宫内节育器或使用其他外用避孕药具。

(2) 人工流产术后：若出血不多，子宫收缩好，可在手术时放置宫内节育器或术后服用口服避孕药，也可使用安全套。药物流产后出血时间长，可能不全流产，故流产后近期不宜放置宫内节育器，待月经正常后可放置。

(3) 非意愿性交后：应当采用紧急避孕措施，防止意外妊娠。

(4) 不良生育史：如既往妊娠发生过葡萄胎、习惯性流产、严重妊娠期高血压疾病、产后出血及剖宫产术等情况，应坚持使用安全套等方法。

4. 患病期间避孕方法的选择

(1) 肺结核：抗结核治疗药物（如利福平）会减弱避孕药的药效，故不宜服用避孕药，可采用屏障避孕或放置宫内节育器。

(2) 心脏病：可以选择屏障避孕。已有孩子或希望终身不孕的患者，可以选择绝育术，不宜选择避孕药、放置宫内节育器。

(3) 高血脂：可以使用屏障避孕或放置宫内节育器。不宜选用避孕药，以免对脂代谢有影响。

(4) 肝肾疾病：宜使用屏障避孕。不宜使用避孕药，以免加重肝脏负担，促使病情恶化；不主张放置宫内节育器，因为大多数的节育器容易引起月经过多；不宜采用绝育术，因为手术和麻醉可能对肝肾有影响。

(5) 糖尿病：以屏障避孕或安全期避孕为宜。不宜使用避孕药，糖尿病容易并发感染，应慎用宫内节育器。

(6) 生殖道感染：用安全套，具有避孕及预防感染的双重保护作用。不宜放置宫内节育器、外用避孕药具。

(7) 精神性疾病：若无禁忌证可选择宫内节育器、皮下埋植剂、长效避孕针或绝育术。由于患者多不能坚持避孕，故不宜使用短效口服避孕药或屏障避孕。

(8) 过敏性体质：选择避孕方法会受到一定限制，可以使用避孕药、宫内节育器，若均有过敏反应，可根据病情及生育需求采用安全期避孕法或绝育术。

5. 纠正避孕的错误观念

日常生活中有许多关于避孕和性的错误观点需要纠正。例如，女性第一次性交不可能怀孕；女性月经期不可能怀孕；女性在性交前洗一个热水澡可以减小怀孕的风险；如果男性在性交前不久自慰直至射精，性交时他的精子数就可以减低到不会造成对方怀孕的程度；女性没有达到高潮就不会怀孕；如果男方阴茎不完全插入，在女方的外阴部而不是在阴道内射精，女性就不会怀孕；如果女性在性交后上下跳跃，就不会怀孕；性交后，女性马上排尿就不会怀孕等。以上都是错误的观点，这些情况仍然有怀孕的可能，切不可抱有侥幸心理，依赖这些错误观点导致避孕失败，造成非意愿妊娠的后果。

第二节　性传播疾病

性传播疾病（sexually transmitted disease，STD）简称性病，是以性接触为主要传播方式的一组疾病。较常见的性病有淋病、梅毒、非淋菌性尿道炎、尖锐湿疣、生殖道沙眼衣原体感染、软下疳、生殖器疱疹、滴虫病、乙型肝炎和艾滋病等。其中，梅毒、淋病、生殖器疱疹、尖锐湿疣、软下疳、非淋菌性尿道炎、性病性淋巴肉芽肿和艾滋病（艾滋病单独一章进行重点介绍，见第七章）八种性病被列为我国重点防治的性病。

一、淋病

淋病是指由淋病奈瑟菌（俗称淋球菌、淋菌）引起的以泌尿生殖系统化脓性感染为主要表现的性传播疾病。淋病是目前发病率最高、流行最广的性传播疾病。

【病原体及特点】

淋病奈瑟菌为革兰阴性双球菌，呈肾形，成双排列，离开人体后不易生存，一般消毒剂能将其杀灭。淋病奈瑟菌是一种黏膜寄生性细菌，对柱状上皮及变移上皮有亲和力，喜欢在有黏膜的部位生存，常通过没有破损的黏膜直接侵入尿道、宫颈内膜、肛门、眼结膜、咽喉等处，引起急性尿道炎、宫颈炎、肝炎、心内膜炎、脑膜炎等，甚至造成不孕不育、眼睛失明等严重后果。

【传播途径】

淋病主要是通过性行为直接传播，阴道性交、肛交或口交等都可以传播。多为男性先感染后再传播给女性，可波及尿道、尿道旁腺、前庭大腺等处，以子宫颈受感染最多见。间接传播比例很小，主要通过接触含菌衣物、毛巾、床单、浴盆等物品及消毒不彻底的检查器械等感染。孕妇感染淋病，可能将淋病奈瑟菌传播给胎儿使其致病，产道感染可能引起新生儿淋菌性结膜炎。

【流行特征】

淋病呈世界性流行，世界卫生组织（WHO）估计，每年全世界有 2 亿淋病新患者。近年来，我国各省市淋病发病率都比较高，特别是经济相对发达的沿海地区。

淋病患者，无论有无临床症状，都是传染源。主要通过不洁的性活动传播，女性更容易感染。一名健康女性与一名患淋病的男性发生性关系，有 80%～90%的概率被感染；而一名健康男性与一名患淋病的女性发生性关系，被感染的概率大约只有 20%。

有些患者在感染后 2 周左右出现症状，但一般潜伏期为 2～5 天。

【临床表现】

1. 下生殖道感染

淋病奈瑟菌感染后最初会引起宫颈黏膜炎、尿道炎、尿道旁腺炎、前庭大腺炎，成为无并发症淋病。宫颈黏膜炎表现为阴道脓性分泌物增多，外阴痒，检查宫颈充血、水肿、触痛；尿道炎表现为尿频、尿急、尿痛、尿道口灼热感，检查尿道口红肿、触痛；尿道旁腺炎表现为挤压尿道旁腺有脓性分泌物流出；前庭大腺炎表现为腺体开口处红肿、触痛、溢脓，腺管阻塞形成脓肿。

2. 上生殖道感染

淋病奈瑟菌上行感染盆腔器官，引起子宫内膜炎、输卵管炎、输卵管积脓、盆腔腹膜炎，甚至形成输卵管卵巢脓肿。

3. 播散性淋病

淋病奈瑟菌经血液循环，引起全身淋病奈瑟菌性疾病，病情严重者可危及生命。

4. 男性淋病患者表现

男性感染淋病奈瑟菌后 7～14 天，最常见的是急性尿道炎。起初自我感觉阴茎不适，尿道口发痒、轻度刺痛、红肿，并有稀薄的液体流出。大约 2 天后，液体变成深黄色或者黄绿色的脓液，甚至脓中带血，淋漓不止，并有尿频（一昼夜可能达数十次）、尿急、尿痛、排尿困难的表现，排尿末疼痛加剧，犹如针刺。凡是尿道炎持续 2 个月以上的，就称为慢性淋病，个体体质比较差或治疗不彻底都可能会转化为慢性。慢性淋病症状稍微减轻，排尿无力，排尿有刺痛感，与健康的时候相比，尿流变得很细，尿后滴沥不尽。大部分患者在早晨时，尿道有“糊口”现象，就是尿道口有少量浆液结痂封口。

5. 女性淋病患者表现

女性感染淋病奈瑟菌后，许多人没有任何症状或症状轻微，因没有或不愿求医而延误了治疗良机。有些人出现尿频、尿急、尿痛，尿道口红肿、疼痛；有些人可能出现从尿道口流出脓液的现象；另外，还可能有外阴、阴道口充血红肿，阴道分泌物异常增多，月经异常等现象。

如果不及时治疗，则可能出现发热、寒战、白带增多、下腹部疼痛、腹泻及里急后重（下腹部不适很想排大便，然而又无法一泄为快）症状等急性表现。后期有盆腔炎、输卵管炎、输卵管卵巢脓肿等。

6. 儿童淋病患者表现

儿童患淋病的主要原因是抚育他们的父母或其他人是淋病患者，由于接触了污染的手、皮肤或衣服等而被传染，或与抚育人共用被褥、床单、便盆、毛巾等而引起感染。

男童可能出现淋病奈瑟菌性尿道炎，排尿困难、尿道有分泌物，有时会同时发生附睾炎。

女童可能出现外阴炎和尿道炎，外阴部位疼痛、瘙痒、排尿困难和尿痛，阴道会出现脓液分泌物。当分泌物流到肛门附近，会引起肛门疼痛、瘙痒等刺激症状，严重时会感染直肠，引起直肠炎。

【治疗】

淋病的治疗原则是及时、彻底、规范用药。

及时就是及早发现、及时诊断、及时治疗。有些患者因为症状轻微，或因为有心理压力难以启齿，不去医院就诊，或自己胡乱用药，可能延误了病情，造成严重后果。

彻底就是彻底治疗，不能半途而废。有些患者治疗一段时间后，症状有所缓解，就放弃治疗。淋病患者必须坚持治疗，还要定期复查，直到医生判断已经治愈才可停止治疗。如果还合并有其他疾病，必须同时治疗。

规范用药就是正规治疗，患者要到正规的医院诊断治疗。不要轻信街头巷尾治疗性病的广告。这些江湖医生没有接受过正规的医学教育，有些甚至连最基本的医学常识都不知道，他们利用性病患者羞于见人、急于治好的心理，不管是不是性病，不管是哪种性病，都会诱导患者购买他们推荐的“有特效”的昂贵药物，患者不仅损失了钱财，还延误甚至加重了病情。因此，淋病患者不要有侥幸心理，必须到当地正规的专科或大型医院接受正规的治疗。另外，如果患者已经结婚，则夫妻双方必须同时接受正规治疗，才能有较好的治疗效果。

二、非淋菌性尿道炎

非淋菌性尿道炎指由淋病奈瑟菌以外的其他经性接触传染的病原体引起的尿道炎，主要由沙眼衣原体、解脲支原体、人型支原体、生殖支原体感染及滴虫、疱疹病毒、假丝酵母（念珠菌）感染引起，以衣原体感染为主。如果治疗不充分，本病可能会产生并发症，男性可合并附睾炎、前列腺炎、精囊炎，女性可合并盆腔炎等疾病。另外，本病亦可能和男性不育、女性不孕、异位妊娠以及不良妊娠有关，感染 3 次或 3 次以上的女性将来不孕的概率达到 75%。感染衣原体而没有进行很好的治疗的女性，40%会发生盆腔炎。若感染衣原体的女性再暴露于 HIV 时，感染的概率增加 5 倍。非淋菌性尿道炎主要见于性活跃期的青壮年，从感染到发病的潜伏期为 1～3 周。

【病原体及特点】

非淋菌性尿道炎是一种多病因的综合征，病原体多为衣原体、支原体、滴虫、疱疹病毒、假丝酵母等。30%～50%的非淋菌性尿道炎与沙眼衣原体有关，20%～30%为解脲支原体感染，10%由阴道毛滴虫、白假丝酵母（白色念珠菌）、单纯疱疹病毒、生殖支原体、腺病毒和杆菌等微生物引起。衣原体和支原体对外环境抵抗力较弱，加热 56 ℃，5～10 分钟可将其杀死。常用消毒剂如 35%～40%甲醛溶液（福尔马林）、甲酚皂溶液（来苏尔）、苯酚（石碳酸）等也极易将其杀死。

【临床表现】

（1）非淋菌性尿道炎有尿道炎症状，但在尿道分泌物中查不到淋病奈瑟菌。其典型表现有尿道刺痒、灼痛，伴有尿急、尿痛及排尿困难的表现，但总体上症状较淋菌性尿道炎轻。

（2）在较长时间不排尿或清晨首次排尿前，尿道口可出现少量黏液性分泌物，有时仅表现为痂膜封口。

（3）男性患者可发生睾丸胀痛、附睾炎。女性患者不如男性典型，很多患者可无症状，一般可发生尿道炎、黏液脓性宫颈炎、急性盆腔炎及不育症等。本病在女性患者中既可有尿道炎，又可引起宫颈炎，而且以宫颈感染为主。

(4) 有些非淋菌性尿道炎的患者可无任何症状，发病缓慢，症状不典型，在初诊时易被误诊或漏诊。因此，对有尿道炎的患者，应注意以下几点：①患者 1~3 周前是否有不洁性生活史；②取分泌物进行革兰染色，排除淋病的可能，当高倍视野下可见到 10~15 个中性粒细胞，同时无革兰阴性双球菌时，可疑诊为非淋菌性尿道炎；③用免疫荧光法或酶免疫法检查沙眼衣原体或培养法检查解脲支原体，阳性者可以诊断。

【治疗】

治疗要遵从尽早、足量、规则的原则。如果发现疗效不好或有耐药，则要及时更换抗生素，避免把抗生素治疗的疗程拉得太长，不能滥用抗生素。用药治疗期间避免性生活，以免传染给对方。

三、梅毒

梅毒是由苍白密螺旋体（俗称梅毒螺旋体）引起的慢性全身性性传播疾病。梅毒螺旋体是一种螺旋形的细菌，需要在温暖、潮湿的环境中生存，如生殖器或口腔黏膜，可引起生殖器溃疡。当伴侣进行阴道性交、肛交或口交时，可与梅毒溃疡直接接触而导致传播。梅毒螺旋体可以侵犯全身各个器官和组织，症状复杂，危害大。早期表现为皮肤和黏膜损害，晚期侵犯心血管、神经系统等重要器官，产生严重症状及体征，造成劳动力丧失或死亡。患梅毒孕妇通过胎盘将螺旋体传给胎儿，可引起流产、早产、死产或分娩先天性梅毒儿。

隐性梅毒又称潜伏梅毒。感染隐形梅毒的患者表现为虽未经治疗或治疗疗程和剂量不足，但临床症状和体征消失，只是梅毒血清学反应仍为阳性，而患者并无可引起血清学反应假阳性的其他疾病。感染后病程在 2 年以内者为早期潜伏梅毒，超过 2 年以上则为晚期潜伏梅毒。早期潜伏梅毒有传染性；晚期潜伏梅毒的传染性消失，但对于孕妇，患者的梅毒螺旋体仍可以通过胎盘传给胎儿。若隐性梅毒患者不治疗，则 30%的患者将会发展为三期梅毒（将在后面做详细介绍）。

胎传梅毒也称先天性梅毒，是指感染了梅毒螺旋体的孕妇通过胎盘将其传染给胎儿，使胎儿受到感染。早期胎传梅毒一般发生在胎儿出生后 2 岁内，病变活动症状相当于后天梅毒的二期（将在后面做详细介绍），表现为营养不良，皮肤、黏膜损害，淋巴结及肝脾大，鼻骨损害，梅毒性脑膜炎等。晚期胎传梅毒一般发生在 2 岁以后，表现为马鞍鼻、角膜炎、视力受到损害等，相当于后天梅毒的三期。

【分类】

根据传染途径，可将梅毒分为获得性梅毒和胎传梅毒。

根据病程长短，可将获得性梅毒分为早期梅毒和晚期梅毒。

早期梅毒包括一期梅毒和二期梅毒。早期潜伏梅毒，病程在 1 年以上。

晚期梅毒包括三期梅毒。晚期潜伏梅毒，病程在 2 年以上。

【临床表现】

1. 一期梅毒

一期梅毒主要表现为硬下疳。感染梅毒螺旋体10～90天（平均21天），男性在龟头、包皮等处，女性在大小阴唇、阴道口、子宫颈、肚脐窝等处可出现红色、豌豆大小的凸起，迅速发展为圆形无痛的溃疡，称为硬下疳，有时也可能出现在手指、唇、眼睑、舌、乳房、肛门等处。硬下疳多数情况下为单个，有时也可能有两三个，不痛、不痒，大小像指甲，软硬程度像软骨，表面溃烂有分泌物，但不是脓液，干燥后像白色的薄膜。一般经过抗生素治疗后，很快就可愈合，有时可能会遗留瘢痕。

2. 二期梅毒

未经治疗的一期梅毒在硬下疳消失后的6周左右发展为二期梅毒。这个阶段主要表现为不痛也不痒的皮肤梅毒疹，2～3个月后，自行消退。皮肤、黏膜发生糜烂后，可以排大量的梅毒螺旋体，传染性很大。皮疹的种类很多，形状各不相同。有斑疹、斑丘疹、丘疹、脓疱疹（多继发于丘疹）、黏膜疹等。其中，丘疹好发于肛门和阴道处；黏膜疹好发于口腔、阴道、子宫颈等处。除皮疹以外，还可能出现发热、头痛、关节痛等症状；另外，可能出现梅毒性白斑，多见于女性，主要分布在颈部后、口腔和阴道；还可能出现梅毒性脱发，不仅头发会脱落，就连眉毛、胡须、睫毛、腋毛、阴毛也有脱落现象；也可能出现梅毒性关节炎、梅毒性眼病、梅毒性脑膜炎等。

3. 三期梅毒

三期梅毒主要表现为永久性皮肤、黏膜损害，并可侵犯多种组织器官而危及生命。基本损害为慢性肉芽肿。三期梅毒是晚期梅毒，一般是在感染梅毒螺旋体后4年以上，症状、体征更加严重。其主要表现如下：

（1）皮肤、黏膜损害：表现为结节性梅毒疹，从几个到几十个，多见于脸部、肩部和四肢，呈现铜红色，分布不对称，边界比较明显，结节性梅毒疹中央吸收消退，可形成萎缩性瘢痕。

（2）树胶肿（又称为梅毒瘤）：起初为高出皮肤的暗红色皮下结节，之后中心软化破溃，分泌黏稠脓液，就像树胶一样。

（3）三期黏膜梅毒：口腔和鼻黏膜也可能发生树胶肿，引起舌、扁桃体、软腭、硬腭等溃烂，出现鼻中隔穿孔，鼻骨破坏后形成马鞍鼻。

（4）三期神经梅毒：一般感染发病在5年以内。形成脑膜血管梅毒、脊髓痨或麻痹性痴呆的病症。脑膜血管梅毒表现为脑血管意外的症状和体征，如脑梗死；脊髓痨，表现为下肢感觉异常，闪电样疼痛，行走不方便；麻痹性痴呆，表现为健忘和精神错乱，四肢瘫痪和大小便失禁。

（5）其他表现：内脏、骨及关节等器官组织都可受到损害。

【传播途径】

梅毒的传染源主要是梅毒患者，主要通过以下方式传播：

1. 性活动传播

性活动传播是最主要的传播方式。性交的时候，外生殖器及口唇、舌、皮肤、黏膜等处可能发生轻微的、肉眼难以发现的损伤，如果一方是梅毒患者，则患者体内的梅毒螺旋体通过损伤部位进入另一方体内，造成感染。

2. 胎盘传播

若孕妇是梅毒患者，其血液中的梅毒螺旋体会通过胎盘进入胎儿体内，造成胎儿感染。

3. 产道传播

若孕妇是梅毒患者，则其宫颈及阴道内含有梅毒螺旋体。在生产过程中，胎儿经过产道时，其肩、膝、额等处的皮肤容易损伤，梅毒螺旋体可通过损伤部位进入胎儿体内。

4. 血液传播

健康者或其他各种疾病的患者输入了由梅毒患者提供的血液或血液制品，就会感染梅毒。

【治疗原则】

梅毒的治疗原则是早期确诊，及时治疗，用药足量，疗程规范。治疗期间应避免性生活，同时性伴侣也应接受检查及治疗。

1. 早期梅毒

早期梅毒包括一、二期梅毒及早期潜伏梅毒。首选青霉素疗法：苄星青霉素 240 万单位，单侧肌内注射，必要时一周后重复一次。

2. 晚期梅毒

晚期梅毒包括三期及晚期潜伏梅毒。首选青霉素疗法。若青霉素过敏，最好采用青霉素脱敏处理。

3. 先天性梅毒

所有已确诊为先天性梅毒的新生儿需进行治疗。可选用普鲁卡因青霉素和苄星青霉素。若青霉素过敏，应改用红霉素。

四、尖锐湿疣

尖锐湿疣又名生殖器疣、尖锐疣、性病疣，是由人乳头瘤病毒（HPV）感染引起的鳞状上皮增生性疣状病变。其主要表现为男性在阴茎及肛门附近部位，女性在阴道、肛门等部位增生的菜花状小突起，有时成群分布。该病好发于 18～40 岁的青壮年，是仅次于淋病的第二大性病。近年来研究发现，该病与生殖器、肛门肿瘤的发生有关。

【病因】

低危型尖锐湿疣与人乳头瘤病毒感染有关，高危型尖锐湿疣与生殖道恶性肿瘤有关。发病高危因素包括：①过早性交和性伴侣过多；②免疫力低下；③吸烟；④高性激素水平。

【传染源及传播途径】

1. 传染源

尖锐湿疣的传染源是尖锐湿疣患者和病毒携带者。传染源如果是患者，因为有典型的症状、体征而容易识别；但传染源如果是病毒携带者，由于没有症状、体征，容易被忽视，造成极大的危险性。

2. 传播途径

(1) 经性交直接传播，患者的性伴侣中约有 60% 会发生人乳头瘤病毒感染；性接触是该病主要的传播途径，当一个健康人与一个尖锐湿疣患者发生性关系，一次性接触就被感染的概率高达 50%～60%。患者或病毒携带者在被感染的 3 个月内传染性最强。

(2) 间接接触也能造成传播，如接触带有人乳头瘤病毒的衣服、被褥、毛巾、便盆等日常用品，也可能被感染。

(3) 孕妇机体免疫功能受抑制，性激素水平高，阴道分泌物增多，外阴湿热，容易患尖锐湿疣。如果孕妇是尖锐湿疣患者，在生产过程中，胎儿经产道吞咽含人乳头瘤病毒的羊水、血液或分泌物而感染。在产后的亲密接触中，也可能将病毒传播给婴儿。

【临床表现】

在尖锐湿疣的发病早期，感染部位出现针头大小的淡红色小丘疹，顶端稍尖，逐渐增大增多，从针头到绿豆大小，表面粗糙不平，乳头状。继续增大呈花生米大小，相互交融成菜花状、鸡冠状。表面湿润、柔软、糜烂，渗出液体，触碰容易出血。如果有脓性液体聚集，加上污垢等会出现恶臭味。大多数人不觉得疼痛，也不觉得瘙痒，但也有少数人觉得有轻微疼痛和瘙痒感。

尖锐湿疣的好发部位主要是性活动可接触的部位，如生殖器和肛门。男性好发部位依次为冠状沟、龟头、包皮、尿道口，偶尔可见于阴囊、口腔、耳朵、咽喉等处。男同性恋者常见于肛门及直肠。女性好发部位在阴唇、子宫颈、阴道、尿道及肛门周围，偶尔乳房、腋窝、口腔、耳朵等处也被感染。其主要临床症状如下：

(1) 外阴瘙痒、灼痛或性交后疼痛不适。

(2) 皮损：多发生在性交时易受损的外阴部位。初期呈散在、簇状增生或白色小乳头状疣，柔软又细的指样突起；病灶增大后互相交融，呈鸡冠状、菜花状或桑葚状。

【治疗】

尖锐湿疣患者在治疗期间，严禁发生性行为，为防止疣体创面感染，要在治疗部位施用消炎软膏。无论用什么办法消除疣体，都要每天早晚至少两次泡洗阴部病变部位，并遵照医嘱定期到性病防治机构复诊。

五、生殖器疱疹

生殖器疱疹是由单纯疱疹病毒（HSV）引起的性传播疾病，主要是单纯疱疹病毒Ⅱ型（HSV-2），少数为单纯疱疹病毒Ⅰ型（HSV-1）。生殖器疱疹可反复发作，对患者的健康和心理影响较大，还可通过胎盘及产道感染新生儿，导致新生儿先天性感染。

【病因】

HSV-2 是生殖器疱疹的主要病原体，感染后引起初发生殖器疱疹。初发生殖器疱疹消退后，残存的病毒经周围神经沿神经轴转移至骶神经节长期潜伏下来，在机体免疫力降低或某些激发因素如发热、受凉、感染、月经期、胃肠功能紊乱、创伤等作用下，潜伏的病毒被激活，病毒下行至皮肤、黏膜表面引起病损，导致复发。人类是疱疹病毒的唯一宿主，离开人体病毒则不能生存，紫外线、乙醚及一般消毒剂均可使之灭活。

【传染源及传播途径】

人是单纯疱疹病毒的唯一自然宿主，发作期、恢复期患者以及无明显症状的病毒感染者为该病的传染源。主要通过病损处的水疱疱液、局部渗出液、病损皮肤及黏膜表面等存在的病毒进行传播。该病主要通过性行为传染，通过被污染物品的间接传染较少。有的感染者没有出现看得见的溃疡或其他病损，甚至不知道自己已经感染，仍然可以传染给性伴侣。此外，患生殖器疱疹的母亲，在分娩过程中可经过产道将病毒直接传染给新生儿，或在怀孕过程中将病毒通过胎盘传给胎儿。

HSV-2 主要引起生殖器（阴唇、阴蒂、宫颈等）、肛门及腰以下皮肤疱疹。单纯疱疹病毒在体外不易存活，主要由性交直接传播，感染者以青年女性居多。男性同性性行为传染的危险性也很大。有时口唇及其周围患有疱疹的人，可通过口－生殖器性交，使对方感染生殖器疱疹。因此，不同方式的异性或同性性行为，都可以传播生殖器疱疹。由于有感染性的病毒能在潮湿的环境中存活数小时，因而也有可能通过污染物间接传播。

【临床表现】

1. 初发生殖器疱疹

初发生殖器疱疹分为原发性生殖器疱疹和非原发性初发生殖器疱疹。第一次感染 HSV 而出现症状者为原发性生殖器疱疹，其病情相对严重。而部分患者既往有过 HSV-1 感染（主要为口唇或颜面疱疹）又再次感染 HSV-2 而出现生殖器疱疹的初次发作，为非原发性初发生殖器疱疹，其病情相对较轻。初发生殖器疱疹具体有以下特点：

（1）潜伏期 3～14 天。

（2）外生殖器或肛门周围有群簇或散在的小水疱，2～4 天后破溃形成糜烂或溃疡，自觉疼痛。

（3）腹股沟淋巴结异常肿大，有压痛感。

（4）患者可出现发热、头痛、乏力等全身性症状。

（5）病程 2～3 周。

2. 复发性生殖器疱疹

原发皮损消退后皮疹反复发作，复发性生殖器疱疹较原发性皮损轻，水疱及溃疡数量少，面积小，愈合需时短，病程较短，无明显全身性症状。复发性生殖器疱疹具体有以下特点：

（1）起疹前局部有烧灼感、针刺感或感觉异常。

（2）外生殖器或肛门周围有群簇小水疱，很快破溃形成糜烂或浅溃疡，自觉症状较轻。

（3）病程 7～10 天。

3. 对胎儿及新生儿的影响

若妇女在妊娠期患生殖器疱疹，其对胎儿及新生儿亦存在影响。

（1）妊娠期经胎盘感染胎儿：以低体重儿居多，可发生早产。

（2）分娩时经产道感染新生儿：多于出生后 4～7 天发病，表现为发热、出血倾向、肝大、黄疸、水疱疹、痉挛等，新生儿病死率高达 70%。幸存者多数遗留中枢神经系统后遗症。

【治疗】

生殖器疱疹的治疗主要采用抗病毒治疗。治疗目的主要是缓解症状、减轻疼痛、缩短病程及防止继发感染等。目前的治疗方法尚不能达到彻底清除病毒、避免复发的效果。具体有以下方法：

（1）选用阿昔洛韦干扰其 DNA 聚合酶，抑制 HSV-DNA 合成，每天口服 5 次或 6 次，每次 0.2 g，连用 7～10 天为 1 个疗程，复发性疱疹口服 5 天；也可用泛昔洛韦 0.25 g，每天 3 次，连续 5 天。阿昔洛韦也可制成软膏或霜剂局部涂抹，对胎儿无明显毒性。外用药物还包括酞丁胺、喷昔洛韦等。另外，有时也配合抗细菌的外用药物。

（2）妊娠早期：原发性生殖器疱疹对胎儿危害大，应终止妊娠。

（3）妊娠足月：分娩时进行剖宫产，即使病变已愈合，初次感染发病不足 1 个月者，仍以剖宫产结束分娩为宜。

六、性传播疾病的预防

理论上，性传播疾病很容易预防，但实际上，预防涉及疾病知识、伴侣关系、心理、社会以及行为等因素之间微妙的相互作用，这使性传播疾病长时间没有被很好地控制。《健康中国 2030 纲要》中强调，对于性传播疾病要强化社会综合治理，以青少年、育龄妇女及流动人群为重点，开展性道德、性健康和性安全宣传教育和干预，加强对性传播高危行为人群的综合干预，减少意外妊娠和性传播疾病的发生。

（一）性传播疾病的预防和控制策略

当前我国的性传播疾病综合防治策略本着“预防为主，防治结合，综合治理”的方针，主要预防和控制策略包括：

（1）政府组织领导，相关部门各负其责，开展社会动员，全社会共同参与，加强健康教育，采取行为干预和关怀救助等措施，实施综合防治措施。

（2）推行依法防治，依据实际情况，制订我国预防和控制性传播疾病的规划及行动计划，制定性传播疾病防治技术和防治工作规范。根据已经颁发的《献血法》和《性病防治管理办法》等法律法规积极防治。

（3）广泛而持久地开展性健康教育和性传播疾病防治健康教育，普及性传播疾病防治和性健康知识，改变不良行为，鼓励性传播疾病患者及时到正规医院诊治，以减少性传播疾病蔓延。

（4）开展性传播疾病监测工作。目前我国已对淋病、梅毒、生殖道衣原体感染、尖锐湿疣及生殖器疱疹五类疾病开展监测。

（二）性传播疾病的预防和控制措施

1. 性传播疾病的综合措施

从政府角度，预防和控制措施包括针对传染源、传播途径和易感人群采取多种措施以及性传播疾病的监测。针对传染源，主要是积极发现患者并做好患者管理工作，对患者实施规范化的治疗；针对传播途径，主要是依据法律法规的严格管理以及健康教育，改变不安全的性行为，预防母婴传播；针对易感人群，主要通过健康教育，提高人们自我保护意识，进行疾病预防疫苗的接种，目前可以接种 HPV 疫苗预防 HPV 感染。加强性传播疾病的监测，及时掌握性传播疾病的流行动态。

2. 不同性传播疾病的预防措施

性传播疾病的预防措施有其共性，但不同性传播疾病的预防措施也有其自身特点，以下分别针对淋病、梅毒、生殖器疱疹的预防措施进行阐述。

(1) 淋病的预防：淋病奈瑟菌是非常脆弱的，一旦离开了人体就很容易死亡；用加热、干燥或一般消毒剂的方法都可以很快杀死淋病奈瑟菌。因此，预防淋病应该做到以下几点：

1）遵守性道德，洁身自爱，不从事不洁的性活动。如果夫妻一方是淋病患者，则另一方也要同时检查治疗。坚持分床、分被褥，治愈前不要同房。

2）淋病患者的衣服、被褥、床单、毛巾，尤其内衣裤要用开水烫洗，或者用消毒剂浸泡后再清洗；被褥等应经常放在日光下曝晒。

3）淋病患者的洗漱用具如漱口杯、牙刷、毛巾、面盆等要个人专用；患者大小便后要用肥皂、消毒剂和流动水仔细清洗或浸泡手。卫生间、洗澡间要经常清洗和消毒。患者经常接触的床、门、桌子、椅子等要经常消毒、擦洗。

(2) 梅毒的预防：梅毒早期对身体各个器官侵害不大，容易治愈。而到了后期，身体各种器官组织遭到破坏，治疗比较困难。因此，早期诊断、早期治疗是治愈梅毒的关键，并且要到正规医院进行规范、彻底的治疗。另外，梅毒容易复发，得过梅毒的人还可能再得。因此，需要定期复查，每 3 个月复查一次，复查两三年后，若无任何临床症状、体征和相关指标阴性，才可以终止复查。

人体对梅毒没有先天性免疫功能，成年男女都容易感染。因此，预防第一。梅毒最主要的防治措施是遵守性道德，洁身自爱，不卖淫、嫖娼。另外，尽量避免不必要的输血。由于梅毒病程比较漫长，会在晚期给患者身体造成不可逆的损伤，因此患者要积极治疗。此外，一期、二期梅毒传染性比较强，梅毒早期患者要注意不要将病原体传染给其他人。主要注意以下几点：

1）治疗要坚持早期、足量用药的原则。常见的青霉素对梅毒螺旋体有杀灭作用，不良反应又小，只要配合医生，坚持治疗，就会减少并发症并治愈疾病。治疗期间，配偶也需要进行检查，必要时也要接受治疗。治愈后要遵照医嘱定期复查。

2）注意日常生活细节，防止传染给他人。早期梅毒患者有较强的传染性，晚期梅毒虽然传染性逐渐减小，但也要小心进行防护。患者的内裤、毛巾要及时单独清洗并煮沸消毒，不与他人同盆洗澡。发生硬下疳或外阴、肛周扁平疣时，可以使用清热解毒的中草药煎水熏洗坐浴。照顾患者后要用流动水和肥皂仔细洗手，最好用消毒剂对手进行消毒。在生活上尽量隔离，洗具、饮食用具要与患者分开。

3）早期梅毒患者要求禁止房事，患病时间在两年以上者也应尽量避免性活动，如果发生性接触，必须使用安全套。如果患者还没有结婚，应该等到梅毒治愈后再结婚。

4）发展到二期梅毒时，患者会出现全身性反应症状，此时需要卧床休息。患病期间需注意营养，增强免疫力。

5）患病期间不宜怀孕。

（3）生殖器疱疹的预防：生殖器疱疹的预防有其自身的特点，应强调咨询和健康教育。

1）咨询：向患者解释生殖器疱疹的自然病程，强调其复发性和无症状排毒的可能性，无症状期间也可发生传播。告知初发患者，抗病毒治疗可缩短病程，抗病毒抑制疗法可减少或预防复发。告知患者生殖器疱疹复发的常见诱因，避免出现心理紧张、郁抑或焦虑等不良情绪，通过避免复发诱因减少复发。告知育龄期患者（包括男性患者）有关胎儿和新生儿生殖器疱疹感染的危险性。取得患者对治疗的积极配合，以减少疾病的继续传播。

2）健康教育：强调患者应将病情告知其性伴侣，取得性伴侣的谅解和配合，避免在复发前期症状或皮损出现时发生性接触，或更好地采用屏障式避孕措施，以减少生殖器疱疹传染给性伴侣的危险。提倡安全套等屏障式避孕措施，安全套可减少生殖器疱疹传播的危险性，但皮损出现时性交，即使使用安全套也可能发生生殖器疱疹传播。改变性行为方式，避免非婚性行为，杜绝多名性伴侣，是预防生殖器疱疹的根本措施。

3. 个体预防角度

（1）保持性专一：与未曾感染的性伴侣保持长期的性关系或婚姻保持专一，不会通过性途径感染性传播疾病。在发生性行为之前，需要确定性伴侣是否已经感染。在很难确定性伴侣是否感染前，应避免性行为。谨慎选择性伴侣，避免与高危人群如有多个性伴侣和吸毒的人发生性接触。避免多个性伴侣，拥有多个性伴侣会大大增加患性传播疾病的概率。

（2）避免注射毒品和服用其他药物：毒品和药物不仅损害健康，还会扰乱判断，导致无法清晰思考而发生高风险性行为，增加感染性传播疾病的风险。

（3）接种疫苗：接种 HPV 疫苗预防 HPV 感染。

（4）保护婴儿：多数性传播疾病可以在怀孕或分娩时通过母亲传染给婴儿。孕妇感染者应该让医生知道自己患有性传播疾病，以获得恰当的医疗保护。

（5）保持良好的个人卫生习惯：性传播疾病能够通过密切接触传播，因此要注意个人卫生，不使用别人的内衣、泳装及浴盆；在公共浴池不洗盆浴，提倡淋浴，沐浴后不直接坐在浴池的座椅上；在公共厕所尽量使用蹲式马桶；如厕前后用肥皂洗手；保持衣物的清洁干燥。

总之，性传播疾病对个人、家庭和社会都有极大的危害。防治性传播疾病，既是医学问题，更是社会问题。在政府的大力支持和参与下，疾病预防控制部门要积极控制传染源和传播途径，加强对易感人群的健康教育。提高群众的自我保护意识，特别要在青少年中开展早期性教育、普及性卫生知识。通过监测和健康教育向公众阐明性传播疾病的危害和预防方法，改变高危行为，提高对性传播疾病的警惕性，学会保护自己，避免受到感染。对性传播疾病患者要给予积极、规范的治疗，不歧视患者，消除或减轻影响健康的各种危险因素。加强性传播疾病的健康教育和健康促进，创造一个有利于性传播疾病防治和控制的社会环境，有效地预防和控制性传播疾病的蔓延。

第三节 安全性行为

性传播疾病、非意愿妊娠和不安全人工流产等性与生殖健康问题在青年人群和青少年群体中日益突出，成为值得关注的公共卫生议题，针对青年和青少年人群进行安全性行为的健康教育应受到高度重视。

一、安全性行为的概念及意义

（一）安全性行为的概念

安全性行为是指既能得到性的愉悦，又能避免意外妊娠、生殖道感染和患艾滋病等性传播疾病的性行为。安全性行为不仅仅意味着性生活卫生、避免生殖器损伤和预防性传播疾病，更是避孕、避免性功能障碍的必备观念和方法。

一般来说，拥抱、接吻、爱抚和按摩都属于安全性行为。性交时采取保护措施是较为安全的性行为，但仍存在一定的危险性。

一般来说，性行为不会伤害身体，但不当的性行为也会损害健康。过度劳累、醉酒后、月经期、妊娠期、产褥期和生病期间的性行为，都可能损害身体健康和心理健康。此外，当性行为双方中的一方患性传播疾病时，则另一方也存在感染的机会。

（二）安全性行为的意义

不强调安全性行为，只讲性解放，以及否定安全性行为教育的作用，只讲性道德或人格教育，都是走极端的表现。对青年和青少年进行性健康教育的最终目的在于减少危险性行为的发生，这其中包含两层含义，一是推迟性行为的发生时间或避免婚前性行为，二是避免不安全的性行为。

安全性行为是指没有发生体液交换的性行为，安全性行为不仅与避免怀孕、减少生殖道感染、减少艾滋病或其他性传播疾病感染和减少性犯罪的发生等直接相关，更是个人文明素质提高的表现。历史经验早已证明，“疏”是解决问题更好的智慧，比“堵”要更高明些，要杜绝不良情况的发生，采用安全性行为比禁止性行为更为有效。

二、如何做到安全性行为

（一）安全性行为的原则

安全性行为的原则分为三个层次，也有人将其称为 ABC 法，即：禁欲，忠于性伴侣，坚持正确和全程使用安全套。

禁欲是唯一绝对安全的，但也是不符合一般实际情况的。理想而安全的性结合方式是富有情感的“一对一”性关系，忠诚于一个健康的、未受感染的性伴侣，这是最值得推荐的安全性行为。若前两者都无法做到，则在性行为之前就应该考虑性传播疾病尤其是艾滋病的预防问题，性伴侣越多，感染艾滋病或其他性传播疾病的可能性越高，所以应当尽可能地减少性伴侣的数量；同时，在性行为过程中坚持使用安全套可避免女性怀孕，其感染艾滋病或其他性传播疾病的可能性也将大大降低。最危险的性行为莫过于无保护的肛门性交和阴道性交。如果对性伴侣的健康状况不明，任何接触到对方血液、精液/阴道分泌物、尿液、大便及唾液的行为都是危险的，所以在和新的性伴侣发生性行为时，要坚持正确和全程使用安全套，肛交每次都要使用有润滑油的安全套。此外，应避免在使用毒品和酒精制品后发生性行为。

（二）坚持正确和全程使用安全套

根据世界卫生组织对安全性行为的解释，安全性行为包括正确和全程使用男性和女性安全套、禁欲、推迟首次性行为时间和保持一个性伴侣或减少性伴侣数量。正确和全程使用安全套是目前可获得的唯一最有效的能减少艾滋病和其他性传播疾病感染、传播的技术。安全套分为男用安全套和女用安全套，虽然女性安全套也是有效和安全的，但是由于其成本高昂，还不能全面推广使用。因此，目前广泛使用的是男用安全套。男用安全套是用乳胶薄膜制成的，其有效率与是否正确使用有关，男性安全套使用情况是衡量安全性行为的最重要指标。

男用安全套使用安全、方便，廉价易获取，除避孕外还有助于预防和减少性传播疾病，阻隔包皮垢与宫颈接触，减少宫颈 HPV 感染，预防宫颈癌；安全套对早泄有治疗作用，还能防止少数妇女的精液过敏反应。但是，安全套如不能正确使用，其失败率高达 20%；在使用前还要注意少数人可能会对乳胶有过敏情况。

1. 正确使用安全套的方法

（1）安全套必须保存在阴凉、干燥的环境中。

（2）使用前应查看生产日期和有效期。

（3）小心撕开独立密封的包装袋，避免用剪刀一类的利器。

（4）在阴茎勃起后未接触对方身体前戴安全套。

（5）戴安全套前应捏住安全套顶端储存精液的小气囊，排出空气。

（6）安全套不宜事先展开，应在勃起的阴茎头上自龟头部分顺势向下展开。

（7）射精后在阴茎疲软前以手指按住安全套底部连同阴茎一起退出。

（8）为避免沾染对方体液，可使用卫生纸取下安全套。用过的安全套应装入塑料袋扔进垃圾筒，不可重复使用。

（9）及时洗手和清洁外生殖器。

2. 使用安全套的注意事项

（1）掌握正确的使用方法。

（2）注意保存安全套，勿受热、受潮，应置于阴凉处储存，避免接触油脂及樟脑。

（3）不要使用过期、变脆、粘连或破损的安全套。

（4）少数人会出现乳胶过敏反应，一旦发生乳胶过敏反应，需改用其他避孕方法。

（5）若安全套滑落掉入阴道内或破裂，应停止性交，并立即采取紧急避孕措施。

3. 获得安全套的途径

（1）选择去超市或者计生用品店购买适合的安全套。

（2）持身份证去当地的社区卫生服务中心免费领取安全套。

（3）某些城市在街道的固定地点安装有免费发放安全套的机器。

影响安全性行为的因素有知识、认知和意向等，对于青年和青少年人群，这些因素是相对容易改变的。因此，应该广泛开展安全性行为有关的健康教育，着力于安全性行为意向、知识与技能的改善，从而更好地维护和促进青年和青少年人群的性与生殖健康水平。

（刘巧兰）

第七章　性与艾滋病

【本章提要】

- 艾滋病是当前世界所面临的最大的安全和发展问题之一。HIV 的传播途径有性接触传播、血液传播、母婴传播。经性传播作为一种传播速度快、传播范围广的传播途径，与艾滋病的预防和控制息息相关。
- 本章主要介绍艾滋病的概念、艾滋病的流行病学、艾滋病的临床表现以及艾滋病的预防和治疗。

1981 年世界上的第一例艾滋病在美国正式报道，如今艾滋病已蔓延至全球范围，成为世界性的医学难题和社会问题。迄今为止，全球已有 3000 多万人死于艾滋病。艾滋病在全球范围内造成极大的疾病负担，成为全球重大公共卫生和社会问题，对当今社会、经济、文化的发展造成极大的负面影响。

第一节　艾滋病的概念

一、HIV 与艾滋病

艾滋病全称为获得性免疫缺陷综合征（acquired immune deficiency syndrome，ADIS），是一种由反转录（逆转录）病毒引起的以 T 细胞免疫功能严重缺陷为主的人体免疫缺陷传染病。该反转录病毒为人类免疫缺陷病毒（human immunodeficiency virus，HIV），俗称艾滋病病毒。HIV 不能独立生存，只有在宿主细胞内才能繁殖。病毒一旦侵入到宿主细胞内就开始复制，但在一段时间内，血液检查不能检出 HIV，大多数人在暴露 2～8 周（平均时间为 25 天）之后，血液中开始出现可被检测到的 HIV 抗体。HIV 本身并不直接导致感染者死亡，而是破坏感染者的免疫系统，使人体失去免疫力而发生多种感染或肿瘤而导致死亡。

HIV 感染人体一种独特类型的免疫系统细胞——$CD4^+$ T 淋巴细胞。HIV 进入人体后，寻找淋巴组织，进入 $CD4^+$ T 淋巴细胞，病毒 RNA 反转录为 DNA，病毒 DNA 随即整合入宿主细胞的 DNA 中，躲过免疫系统的清除，而受感染的 T 淋巴细胞成为 HIV 复制细胞。HIV 数量呈指数增长，而 T 淋巴细胞数量越来越少，免疫系统遭到严重破坏，机体因失去抵抗外界各种细菌和病毒攻击的能力而罹患多种疾病。由于基因突变，HIV 有很多变异株。HIV 一旦入侵人体，其基因就开始变异，甚至先于抗体的产生，这种突变倾向也是 HIV 难以消灭的原因之一。

目前艾滋病尚无治愈手段，也无有效疫苗。在医学界对艾滋病和 HIV 进行深入研究的过程中发现，HIV 感染者发展为艾滋病患者的潜伏期较长，平均潜伏期为 8 年；HIV 感染者在药物的控制下，人体内的病毒控制在较低水平，即使已经确诊的艾滋病患者，也可以在服药控制得当的情况下维持数年至十几年的正常生活。仅从这点来看，有学者认为艾滋病与糖尿病、心脏病的威胁接近。然而从 1981 年美国首次报道艾滋病以来的短短三十余年时间里，艾滋病已席卷全球几乎所有的国家和地区，其传播速度之快、分布范围之广、病情之凶险实属罕见，世界各国都在加大力度预防和控制艾滋病。

二、艾滋病的传播途径

艾滋病的传染源是艾滋病患者及 HIV 感染者。HIV 存在于艾滋病患者和 HIV 感染者的体液和器官组织内。HIV 感染者的血液、精液、阴道分泌液、乳汁、伤口渗出液中含有大量 HIV，具有很强的传染性。

艾滋病的传播方式主要是性接触传播、血液传播和母婴传播三种。

（一）性接触传播

艾滋病最早发现于美国西海岸的男同性恋人群，同性性行为是早期艾滋病传播的最主要方式。随着 HIV 感染者的增加，后来发现在双性恋和异性恋中也可以传播艾滋病。目前，全世界 70%以上的 HIV 感染是通过异性间的性行为传播的。异性间的性接触传播现已成为艾滋病最主要、最危险的传播方式，特别是在性乱人群中（如卖淫、嫖娼）呈簇状暴发。联合国艾滋病规划署的调查结果显示，由于男女生殖器官的结构不同，男性将 HIV 传播给女性的概率是女性传播给男性的两倍。

性接触传播是目前艾滋病的主要传播途径，有 90%以上的 HIV 感染者、艾滋病患者是通过无保护的同性或异性间的性接触感染。男性传染给男性的危险度最高，其后依次是男传女、女传男、女传女。不同方式的性行为中，肛门性交的危险性最高，其次是无保护的阴道性交、口交。男性同性性行为常常采取肛门性交的方式，直肠内的碱性环境适宜于 HIV 生存和繁殖，而肛肠的黏膜薄而脆弱，富含丰富的毛细血管，相对于女性的阴道，肛肠弹性更低，抵抗力也更弱。在男同性恋者进行肛交时，肛门及直肠的皮肤、黏膜易破损出血，HIV 从肛门或直肠的破损处侵入，直接进入血液循环。男同性恋大多数没有固定的性伴侣，多伴侣是男同性恋 HIV 感染的重要原因之一。另外，男同性恋人群安全套使用率也比较低。综上，相比异性间的性接触，男同性恋感染艾滋病风险更高。特别需要指出的是，有相当一部分男同性恋者同时拥有异性伴侣或组建了家庭，这增加了艾滋病由高危人群向普通人群扩散的危险性。

（二）血液传播

1. 血液与血液制品传播

HIV 感染者的血液中含有大量的 HIV，未感染者如果输入了含有 HIV 的血液或血液制品均可能引起感染。在全球范围内，由输血造成的 HIV 感染占全部感染者的 3%～5%。由于儿童接受血液和血液制品的概率远大于成年人，因而儿童通过血液感染艾滋病的病例也较多，约有20%的艾滋病儿童是通过血液与血液制品传播感染HIV的。

为防止通过血液与血液制品传播HIV，保证用血安全，最主要的措施是推行无偿献血，建立规范的采、供血体系，严格进行血液检测。此外，器官捐献时要进行严格的检测。

2. 医疗器械传播

接受消毒不严的针头、针管或其他医疗器械均有感染艾滋病的风险。特别是在一些医疗卫生较差的国家和地区（如非洲），该传播方式占有一定的比例。医疗器械的严格消毒以及一次性注射和输液器的推广可有效防止医院内交叉感染，强制推行使用一次性注射和输液器具，是减少医院内经血液传播HIV的重要措施之一。

3. 吸毒传播

吸毒者尤其是静脉注射吸毒者是艾滋病的高危人群。吸毒者易感染艾滋病，其主要原因如下：

吸毒者常静脉注射毒品来满足其毒瘾，且“毒友”之间常反复和共用针头或注射器，病毒直接进入血液循环，造成HIV在吸毒人群之间相互感染。

吸毒损伤人体免疫系统，降低自身免疫力。吸毒后，机体的免疫力会受到很大程度的损害，为HIV进入体内感染创造条件。

吸毒常伴有滥用催情类药物，易扰乱人的决策力和判断力，导致使用者在其意识不清醒的状态下发生危险性行为。吸毒通常与性接触一起发生（特别在男-男性接触人群中概率更大），增加感染HIV的机会。性滥交现象在吸毒者间极为严重，造成艾滋病在性伴侣间广泛传播。

综上所述，目前认为静脉滥用毒品是HIV最危险的血液传播方式。

（三）母婴传播

母婴传播是儿童感染HIV的最主要方式，HIV感染孕妇后可通过胎盘、产道、产后哺乳等途径传给后代。感染HIV的母亲将病毒传播给婴儿的概率为13%～48%。HIV颗粒较小，可通过胎盘进入胎儿体内而使胎儿感染艾滋病；在生产过程中，由于产道出血，胎儿可能在经过产道时皮肤破损而被感染，这种传播方式称为围生期传播(perinatal transmission)。母乳中也含有大量的HIV，出生后HIV阳性的妇女哺乳也可使新生儿感染。

母亲为HIV感染者时，其婴儿在出生时会有HIV抗体，但并不意味着该婴儿一定感染了HIV，因为婴儿自带母亲抗体。只有血液中检测出HIV，才能确诊婴儿感染。对感染的围生期妇女和新生儿及时给予服药，进行早期处理，以及对HIV抗体阳性产妇的婴儿采取非母乳喂养，有助于后代免受感染。

HIV感染者的泪水、唾液、汗液、尿液、大便等在不混有血液和炎症渗出液的情况下很少会含此种病毒，目前没有证据表明HIV可通过这些途径传播。HIV也不会通过蚊虫叮咬或通过动物传播，因为它们都不是病毒的携带者。日常接触如握手、拥抱、礼仪性亲吻、共同就餐、共同游泳等都不会传播HIV。

第二节　艾滋病的流行病学

一、艾滋病在全球的流行与人群分布

根据联合国艾滋病规划署（The Joint United Nations Programme on HIV/AIDS，UNAIDS）的统计数据，2015 年，全球有接近 3670 万 HIV 感染者和艾滋病患者，其中 180 万是儿童（年龄<15 岁）。绝大多数的 HIV 感染者分布在中低收入国家和地区，HIV 感染重灾区主要分布在非洲东部和南部，感染人数达到 1900 万；其次是非洲西部和中部地区，感染人数约为 650 万；亚太地区的感染人数为 510 万，仅次于非洲西部和中部地区。2015 年全球新发 HIV 感染者 210 万，其中非洲东部和南部感染人数约为 96 万，约占总感染人数的 45.7%；非洲西部和中部 HIV 感染者人数约为 41 万；亚太地区约为 30 万，新发感染区域分布与全球 HIV 感染者区域分布相似。在全球范围内的新发 HIV 感染者中，有 19%的 HIV 感染者为年龄在 15～24 岁的女性，儿童新发 HIV 感染者约 15 万人（半数儿童感染是由于母乳喂养）。在非洲南部，91%的新发感染病例的年龄在 15～19 岁。

全球不同地区之间的艾滋病流行趋势存在很大差异。就世界范围而言，艾滋病发病率于 20 世纪 90 年代晚期达到最高点，随后一直处于稳定状态。尽管目前在少数国家 HIV 感染率已经逐渐降低，但是全球 HIV 感染者总数仍在持续增加。由于艾滋病的无症状期很长，大多数 HIV 感染者并不知道自己的感染状况，因此，艾滋病仍是当前世界所面临的最大的安全和发展问题之一。

撒哈拉以南的非洲是世界上受艾滋病影响最为严重的地区。现今世界上存活的 HIV 感染者中，有 64%的感染者生活在该地区。新近在非洲撒哈拉以南的肯尼亚、津巴布韦及布索法尼亚的城市地区中，HIV 流行率呈现下降趋势。这主要是人群行为方式显著改变的结果，包括安全套使用率增加、性伴侣减少等。但在多数非洲南部国家，HIV 流行率仍处在较高水平（部分地区成人 HIV 感染率超过 20%）。

加勒比海是世界上受 HIV 影响第二严重的地区，艾滋病已成为 15～44 岁成年人的首要死因。近年来，除极个别地区以外，HIV 流行一直保持在相对稳定状态。海地是该地区 HIV 感染者最多的国家，但近年来，该国 HIV 的流行已呈现良好的趋势，孕妇的 HIV 感染率已经大幅度下降至 1993 年的 50%，这一现象在城市地区尤为明显。

东欧和中亚的 HIV 流行仍在不断蔓延，存活的 HIV 感染者在十余年间增加了 12 倍。这一地区的 HIV 感染者主要集中在乌克兰和俄罗斯两个国家。在乌克兰，每年新确诊的 HIV 感染病例数仍在继续增长；俄罗斯是整个欧洲艾滋病流行最为严重的国家，每年新确诊的 HIV 感染病例数在 2001 年达到最高水平以后，近几年基本上保持稳定。而新近在哈萨克斯坦、塔吉克斯坦和乌兹别克斯坦发现，HIV 感染仍在继续流行，每年新确诊的 HIV 感染病例数急剧上升。

北美、西欧及大洋洲由于实施有效的防治措施和人们行为习惯的改变，HIV 流行趋势向着良好的方向发展。尽管 HIV 感染率有所下降，但因新近抗反转录病毒（抗逆转录病毒）治疗使艾滋病患者寿命不断延长，实际存活的 HIV 感染者数量在逐年增加。同时，有证据表明，在美国和欧洲一些国家的男同性恋人群中，HIV 流行又有复活的迹象。拉丁美洲地区的最大流行区是人口最多的巴西，其存活的 HIV 感染者占整个拉丁美洲人口的 1/3，其中，伯利兹和洪都拉斯的 HIV 流行最为严重。

根据联合国艾滋病规划署（UNAIDS）2016 年度世界艾滋病报告，抗反转录病毒药物（ARV）治疗帮助艾滋病患者的寿命普遍延长。截至 2016 年 6 月，全球约有 1820 万HIV 感染者接受了 ARV 治疗，接受这一治疗的艾滋病患者人数比 2010 年翻了一番。在南非，95%感染 HIV 的孕妇接受了挽救生命的 ARV 治疗，这同时也能够预防母婴传播，这种积极的治疗使全球儿童新发艾滋病人数下降了 51%，年度艾滋病相关死亡人数从 2010 年的 200 万下降到 2015 年的 110 万。该报告还警示，静脉注射毒品者、男性同性恋及其他有男－男性行为的人群中新 HIV 感染者数量继续上升，性工作者和变性人中的新增 HIV 感染者数量也未能实现下降。

二、艾滋病在中国的流行与人群分布

我国于 1985 年发现首例艾滋病病例。国家卫计委和联合国艾滋病规划署以及世界卫生组织评估结果显示，截至 2015 年底，中国存活 HIV 感染者和艾滋病患者约为 85 万人，全人群感染率为 0.057%，属于低流行状态。从国家卫计委传染病疫情报告来看，2014 年，我国艾滋病发病45 145 人，死亡12 030 人；2015 年报告艾滋病新发病人数为 50 330 人，报告死亡人数 12 755 人，发病率为 3.6940/10 万，死亡率为 0.936 2/10 万；2016 年报告艾滋病发病人数为54 360，死亡人数为14 091，发病率为 3.965 6/10 万，死亡率为 1.028/10 万。从近三年报告数据来看，新发 HIV 感染者和死亡人数都在增加。与 2010 年相比，2016 年 HIV 感染者和艾滋病患者发现率增加 68.1%，但病死率降低 57%，参加戒毒药物维持治疗的吸毒人群新发感染率下降 74.4%，母婴传播率下降 26.6%。

目前，我国艾滋病流行速度进一步减缓，性传播持续成为主要传播途径，同性传播速度上升明显；艾滋病流行范围广，地区差异大，受艾滋病影响的人群增多，流行模式多样化，发病和死亡情况依然严重。虽然艾滋病在我国目前尚属低流行状态，但由于人口基数大，艾滋病继续流行情况不容忽视。现有监测资料表明，艾滋病正由吸毒、性服务人员等高危人群向一般人群扩散。在我国，艾滋病仍然是一个严重的社会和公共卫生问题。

（一）时间分布

我国 HIV/AIDS 的流行历史可分为三个时期：1985—1988 年被称为输入散发期，病例多数为境外输入性。1989—1994 年被称为局部流行期，以云南省德宏州的瑞丽等个别地区发现静脉注射吸毒者中 HIV 感染呈聚集性为标志。1995 年至今被称为广泛流行期，其特征是：静脉注射吸毒人群中的 HIV 流行已在云南、四川等多地区出现，快速发展到其他省份，在以中部数省为主的非法采供血人群中发生 HIV 感染，并经人口流动和二代传播扩散至更广大的地区；部分沿海地区和中心城市的性乱人群中 HIV 感染率越来越高。目前，由于政府制定了一系列法律法规并采取了强有力的针对措施，有效地控制了非法采、供血行为，用血安全性得到了最大限度的保障，但是经静脉注射吸毒和经性传播 HIV 的势头并未得到很好的控制。性传播已成为主要传播方式，其中又以男同性恋人群为主，而且在一些地区已出现 HIV 感染者的第二代传播（母婴传播、家庭内性传播等），对全国 HIV/AIDS 的流行蔓延无疑起到推波助澜的作用。

（二）地区分布

我国大陆 31 个省（自治区、直辖市）都发现有 HIV 感染者。艾滋病疫情在地区分布上很不均衡，2000 年报告 HIV 感染者最多的 4 个省份是云南、新疆、广西和广东，合计报告人数占全国报告总数 76.7%，经静脉注射毒品感染 HIV 是其主要的传播途径；海南、福建等南部及东南沿海省份，以性传播为主；河南、山西、安徽等中部地区，HIV 感染者主要为有偿采供血人员及流动人口，感染途径多不详；青海是全国最后发现 HIV 感染者的省份（1998 年 6 月首次发现）。我国西南、西北部地区 HIV 感染者主要为静脉吸毒人群，中部地区以流动人口或有偿供血人员等为主，而东南部沿海地区或大城市主要以性病患者、性服务人群等为主，呈现由沿海向内地发展、感染率上升、流行范围扩大且地区差异增大的趋势。

（三）人群分布

从性别分布上看，我国 HIV 感染者以男性为主。男女性别比为 3.7∶1，尤其是近年来随着男同性恋人群检测率的提高，男性 HIV 感染者的比例大幅提高。

从年龄分布上看，青壮年仍为受 HIV/AIDS 影响的主要人群。无论在哨点监测的数据或报告的数据中，感染人数皆以 20～29 岁人群最多，占总感染人数的 50%左右；其次为 30～39 岁（约 30%）和 40～49 岁（约 10%）；近年来中老年人群感染人数有上升势头。近 5 年我国青年学生 HIV 感染者年增加 35%，青年学生艾滋病以性传播为主，主要是男性同性性接触传播。截至 2015 年 10 月底，我国报告现存活 15～24 岁的青年学生 HIV 感染者和艾滋病患者共计 9152 例；大中学生 HIV 感染者中，男同性恋者占 82%。

第三节　艾滋病的临床表现

从感染 HIV 开始到出现艾滋病的特征性症状一般会经历急性 HIV 感染期、无症状 HIV 感染期和艾滋病期三个阶段。

一、急性 HIV 感染期

HIV 感染初期一部分人没有任何症状，70%左右的人会出现类似感冒的急性症状，如发热、寒战、淋巴结肿大、咽炎、皮疹、全身乏力、肌痛或关节痛、腹泻、头痛、恶心和呕吐、神经症状等。出现症状后 2～4 周，机体 HIV 抗体逐渐转为阳性。机体从感染 HIV 到血清 HIV 抗体阳性的时间，称为“窗口期”。

在急性 HIV 感染者中，许多患者以皮疹为首发症状，表现为皮疹、尖锐湿疣、全身瘙痒等症状。大部分患者会出现全身淋巴结肿大，尤其以颈后、腋下和颌下淋巴结肿大多见。肿大的淋巴结质硬、不融合、偶有压痛、表面皮肤正常。有些患者会出现非细菌性脑膜炎，表现为头痛、脑膜刺激症状。随着机体免疫应答的产生，HIV 感染者血浆病毒载量明显下降，$CD4^+$ T 细胞数量明显回升（但仍低于感染前的水平），而后呈进行性减少。大多数 HIV 感染者出现的急性临床症状不经特殊治疗一般可在 2～3 周后自行消退，但淋巴结肿大、肌肉酸痛会持续数月。急性 HIV 感染中，症状的出现、持续的时间以及病毒载量都与感染者的预后相关。

二、无症状 HIV 感染期

当急性 HIV 感染症状消退后，除了少数感染者可查到持续性全身性淋巴结病（persistent generalized lymphadenopathy，PGL）外，没有其他任何临床症状或体征，但感染者体内仍然存在 HIV，感染者转入无症状 HIV 感染期，也称为艾滋病潜伏期。由于 HIV 感染者的年龄不同、感染途径不同、病毒种类和剂量不同，这个潜伏期的长短差别很大。一般成年人的艾滋病潜伏期在 8 年左右，儿童为 1～2 年。通过输血感染的潜伏期相对于性接触感染的潜伏期一般要短，性接触感染的潜伏期一般较长。尽管这个时期，HIV 感染者没有任何临床症状（可能有全身淋巴结肿大），但其体内的 HIV 仍在持续复制，$CD4^+$ T 淋巴细胞数目呈进行性减少。因此，这个时期的感染者并非处于安全期，HIV 对机体本身仍有很大的破坏作用，对他人有很强的传播风险。

三、艾滋病期

经过了较长的无症状 HIV 感染期，感染者逐渐出现持续或间歇性的全身性症状和与艾滋病有关的机会性感染，即出现艾滋病相关综合征（AIDS-related complex，ARC）。多部位持续性浅表性淋巴结肿大是此期的主要表现之一，多发生在头颈部、耳前耳后、腋窝和腹股沟处淋巴结；全身性症状包括发热、乏力、厌食、夜间盗汗、体重减轻、反复间歇性腹泻、头痛、抑郁等。除了全身性症状以外，患者出现各种特殊性或复发性的感染，轻微感染多表现在口腔、皮肤、黏膜，如口腔毛状白斑、口腔假丝酵母病、特发性口疮、牙龈炎、皮肤真菌感染、带状疱疹、生殖器单纯疱疹、瘙痒性皮炎、脂溢性皮炎等。这时 HIV 感染者血浆病毒载量开始上升，$CD4^+$ T 淋巴细胞减少速度明显加快。对没有接受抗反转录病毒治疗的患者而言，从出现严重的免疫抑制（$CD4^+$ T 淋巴细胞$<200/\mu l$）开始，发展为艾滋病期的时间是 12～18 个月。艾滋病进展到后期，累及机体绝大多数的系统和器官，患者出现严重免疫系统缺陷，出现各种指征性疾病，包括严重的机会性感染（如脑弓形虫病、卡氏肺孢子虫肺炎、肺结核等）、HIV 相关肿瘤（如卡波西肉瘤）和中枢神经系统病变（如艾滋病痴呆综合征和消耗综合征）。

第四节　艾滋病的预防与治疗

一、艾滋病的预防

对于艾滋病最可靠、最有效的预防措施是进行自我保护，提高自身对艾滋病的认识，了解和掌握艾滋病的传播途径和预防方法，加强自我保护意识。从根源上预防HIV感染。

（1）洁身自爱，不滥交，不涉足色情场所，不进行无保护措施的性行为，合理使用安全套。

（2）拒绝毒品，不要存在侥幸心理，不因好奇而尝试吸毒。

（3）不与他人共用剃须刀、牙刷等，尽量避免接触他人的血液、体液，对被他人污染过的物品进行及时的消毒。

（4）保证用血安全，小心使用血液制品，不接受非正规途径的血源。不到医疗器械消毒不可靠的医疗单位特别是个体诊所打针、拔牙、针灸、手术等。不使用未消毒的器具穿耳洞、文身、美容等。

（5）注意与艾滋病患者的接触，医护人员在给艾滋病患者采血及注射时，注射器应采用一次性用品，患者的血液、排泄物、污染的物品应进行彻底焚烧。患者的用具及医用器械要专人专用，如患者的剃须刀、牙刷、毛巾、茶杯等。

（6）禁止HIV抗体阳性者献血及提供其他体液。患艾滋病的妇女，不要口对口给婴儿喂食；月经期应特别处理好经血，防止污染它物；性生活时要采用安全套。患者的性伴侣、配偶要定期进行HIV抗体检查；在有条件的地区，对抗体阳性者家庭的其他成员也要进行HIV检查。

二、艾滋病自愿咨询检测

（一）艾滋病自愿咨询检测的内容

艾滋病自愿咨询检测（HIV voluntary counseling & testing，VCT）是艾滋病预防、治疗和关怀体系的重要组成部分，同时也作为一项干预措施在全球范围内广泛展开。艾滋病自愿咨询检测是指人们利用能获得的医疗卫生资源，在确认完全被保密和充分知情的情况下，通过咨询了解自己既往感染HIV的风险，选择是否接受HIV抗体检测，选择危险行为的改变方式以及是否接受其他相关服务的过程。它是艾滋病预防、治疗、关怀和预防HIV母婴传播等工作的基石。完整的艾滋病检测服务包括：检测前咨询、HIV抗体检测、检测后咨询、支持性服务以及抗HIV治疗、机会性感染的诊疗，以及其他的医学关怀、心理支持和社会支持等的转介服务。我国在2004年初开始倡导实施艾滋病检测策略，由于此项策略基于知情同意、保密和尊重的理念，实施后受到社会的广泛欢迎，在发现HIV感染者等方面发挥了积极作用。当然，随着艾滋病防治工作的不断深入，以及艾滋病疫情区域性差异的显现，艾滋病自愿咨询检测工作也面临着调整和完善。

（二）艾滋病自愿咨询检测的目的

艾滋病自愿咨询检测是艾滋病预防的重要公共卫生策略之一，通过这项策略的实施，可以及时发现HIV感染者和艾滋病患者，使他们了解自己的血清学状况，及时采取必要的保护措施，从而预防HIV的进一步传播和其他病原体的合并感染；可以使求询者真实了解艾滋病的相关知识和防治进展，转变以往不合理的观念，在认知上得到提高，在情感和心理上得到支持，在行为上得到指导，尽最大可能促使求询者自觉地改变危险行为。此外，通过检测服务中的转介服务，可以使求询者获得他们需要的适宜的临床诊疗、社会帮扶和关怀或 HIV 母婴传播阻断服务。

（三）艾滋病自愿咨询检测服务对预防控制艾滋病的作用

艾滋病自愿咨询检测服务涉及检测前咨询、HIV 抗体检测、检测后咨询、支持性咨询以及转介服务，因此它是整个艾滋病防治工作的切入点。通过咨询帮助更多的人了解艾滋病及 HIV 抗体检测的基本知识，有利于预防艾滋病知识的普及、正确认识艾滋病和正确对待艾滋病患者。通过检测可以及时发现 HIV 感染者，减少二代传播，及时发现 HIV 感染的孕产妇，协助孕产妇做出合理的选择，保障下一代的健康。通过有针对性的咨询检测，可为艾滋病的高危人群提供心理、情感支持，深入了解人群的生存状况、文化特征、心理特征和行为方式，为制定切实可行的防治措施提供线索。通过更为广泛的艾滋病自愿咨询检测服务，可以营造有利于高危人群主动寻求艾滋病咨询检测的社会环境，以及理解、关爱 HIV 感染者和艾滋病患者的社会氛围，有利于减少对艾滋病患者的歧视和恐惧。通过转介服务，可以从宏观层面调动社会各种力量参与艾滋病的防治，使患者获得相应的医疗、预防、心理和社会等方面的关怀，促进艾滋病预防控制工作的可持续性。

（四）艾滋病自愿咨询检测服务应遵循的伦理学原则

艾滋病自愿咨询检测服务从本质上讲是一种医疗卫生服务，是生物－心理－社会医学模式在控制一种社会性很强的慢性传染病中的体现。在具体实施这项工作时应遵循相关的医学伦理学原则，包括尊重、受益和公正三大原则。

1. 尊重原则

尊重是人与人关系的基本原则。尊重包括尊重求询者的人格，尊重他们的价值观、宗教信仰、习俗，尊重他们的隐私权及自主选择权。在实际的艾滋病自愿咨询检测工作中应将尊重的原则重点体现在知情同意和隐私保密两个方面。

2. 受益原则

艾滋病自愿咨询检测服务是一项对所有人群身心健康有益的策略，在实施中不应使求询者，特别是那些具有不同文化背景、不同性取向或 HIV 抗体阳性者受到歧视、侮辱。当某项措施有益于公共卫生利益，但会伤及求询者时，咨询员应首先保护求询者。

3. 公正原则

艾滋病自愿咨询检测服务是基于维护个体健康和社会公共卫生利益而提出的，因此它也是一项公共卫生服务，社会上的每一个人都具有平等合理地享受这一卫生资源或享有公平分配的权利。在咨询检测的具体实践中，公正不仅指形式上的公正，更强调服务内容的公正。不能因咨询员的个人好恶、个人价值观或道德评价标准，而对不同的咨询对象应采取不同的态度、不同的程序或不同的检测策略。

（五）艾滋病自愿咨询检测服务的工作原则

基于艾滋病自愿咨询检测服务的伦理学原则，以及它所具有的维护个人和社会公共卫生利益的特性，在咨询检测服务中，应兼顾公共卫生利益和维护公民个体权益，协调好两者的关系。因此，在实施艾滋病检测时须遵循以下基本的工作原则。

1. 知情同意原则

艾滋病自愿咨询检测服务中的知情同意是指在咨询员的协助下，求询者获得并充分理解有关艾滋病的相关知识信息，并自愿做出是否接受 HIV 抗体检测的决定。

2. 保密原则

保密原则是艾滋病自愿咨询检测服务工作必须遵循的基本原则，是做好艾滋病自愿咨询检测服务工作的前提，也是获得求询者信任的基础。凡是提供艾滋病自愿咨询检测服务的机构，必须在咨询室或门诊的环境布置、咨询过程、检测报告、档案记录、转介服务和计算机信息等各个管理与服务环节中制定规范的工作职责和保密制度，保护求询者的隐私，如未经求询者同意不得将其姓名、检测结果和有关个人、家庭、工作、治疗、求助、转介等情况透露给他人。

3. 受益原则

应确保艾滋病自愿咨询检测服务有利于促进求询者的健康，例如，对 HIV 阳性者及其他有需求的求询者尽可能提供支持性咨询、特殊需求咨询和治疗、关怀等相关转介服务。

三、HIV 感染者抗病毒治疗

既往对于 HIV 感染者的抗病毒治疗，需感染者和医生一起决定何时开始抗病毒治疗，需要考虑以下三个因素：艾滋病相关疾病的症状，血液中病毒数量高于 1.0×10^5/ml，血液中 $CD4^+T$ 细胞计数低于 200/μl。但 2016 年我国调整了艾滋病免费抗病毒治疗标准，对于所有 HIV 感染者和艾滋病患者均建议实施免费抗病毒治疗；当然，开展艾滋病抗病毒治疗仍然坚持自愿原则，争取做好治疗前的咨询工作，排除禁忌证。抗病毒治疗尽量达到以下 4 个目标：

(1) 病毒学目标：最大限度地降低病毒载量，维持在不可检测水平的时间越长越好。

(2) 免疫学目标：获得免疫功能重建和/或维持免疫功能。

(3) 流行病学目标：尽可能地减少 HIV 的传播。

(4) 最终目标：延长患者生命并提高其生活质量。

HIV 在机体内的复制过程经过吸附—辅助受体结合—融合—病毒 RNA 反转录为 DNA—病毒 DNA 整合入宿主细胞 DNA—转录成 mRNA-mRNA 翻译成病毒蛋白质—蛋白酶剪切为有活性的病毒蛋白—芽生释放一系列过程。从理论上讲，某药物只要能切断上述任何一个环节，都能达到抗病毒治疗的目标，成为抗 HIV 的药物。2005 年，美国食品和药物管理局批准了 21 种抗反转录病毒药物，并将其分成四类：非核苷类反转录酶抑制剂、核苷类反转录酶抑制剂、蛋白酶抑制剂，以及融合抑制剂。抗反转录病毒药物的主要作用是控制病毒的复制，减缓艾滋病相关疾病的发展。治疗 HIV 感染者，推荐同时使用三种或以上药物，这种治疗方法叫高效抗反转录病毒治疗（highly active antiretroviral therapy，HAART），也称“鸡尾酒”疗法，是目前被证实的针对 HIV 感染最有效的治疗方法。HAART 方案是根据每个患者的实际情况制订的，没有所谓

“最佳”的治疗方案。患者一旦进入治疗，可能终身都需要坚持服用抗 HIV 药物。抗反转录病毒药物除了有治疗作用外，也有不良反应，部分不良反应非常严重。如果病毒没有被完全抑制，就有可能产生耐药性，不良反应和耐药性可能使患者未来的治疗选择变得非常局限。HAART 疗法是艾滋病治疗的一大进步，尽管不能根除疾病，但许多接受 HAART 的患者健康水平得到了提高，寿命也得到了延长。

（刘巧兰）

第八章　生命的孕育

【本章提要】

- 人类的灿烂文明在不息的繁衍中得以传承。从生殖细胞的结合、十月的胚胎发育，到新生儿的呱呱坠地，新生命的孕育是一个奇妙又伟大的过程。了解这一系列过程，将为未来优生优育奠定良好的基础。
- 本章主要介绍生殖细胞的受精过程、胚胎发育、女性在整个孕期会经历的一系列生理和心理变化，同时还将介绍妊娠末期的临产和分娩过程，以及初为父母时面临的角色转换的挑战和新生儿的常见问题。

第一节　受精和胚胎发育

一、受精的过程

受精是指成熟的生殖细胞（精子和卵子）结合形成受精卵的过程。女性的卵子自卵巢排出后，进入输卵管，若遇到有活性的精子则可能发生受精。精液射入阴道后，精子经子宫颈管进入子宫腔，在子宫内膜白细胞产生的α、β淀粉酶作用下，解除精子顶体酶上的“去获能因子”，使精子具备受精能力，这一过程称精子获能（capacitation）。精子获能的位置主要在子宫和输卵管，顶体反应需6～8小时。卵子从卵巢排出后，经输卵管伞部的“拾卵”作用，停留在输卵管壶腹部与峡部连接处等待受精。已获能的精子穿过卵子的透明带为受精的开始，卵原核与精原核的融合为受精的结束，受精完成，胚前期发育开始。

卵巢排出的卵子可存活12～24小时，多数精子可在女性生殖道内存活12～48小时，少数可存活五天。受精一般发生在排卵后12小时内，整个受精过程约需24小时。

二、孕体的发育

（一）受精卵的发育、输送与着床

人的生命从受精卵开始，受精之后，受精卵不断复制分裂。受精卵在进行有丝分裂的同时，借助输卵管蠕动和纤毛推动，向子宫腔方向移动。约在受精后第3天，分裂成由16个细胞组成的实心细胞团，称桑葚胚，亦称早期囊胚。受精后第4天，早期囊胚进入子宫腔继续分裂发育成晚期囊胚。受精后第6～7天，晚期囊胚透明带消失并植入子宫内膜，这一过程称受精卵着床（implantation），又称受精卵植入。整个着床过程大

约需 1 周。胚泡着床后，一部分形成了胎盘，胎盘随胎儿一起增大，通过相连的脐带为胎儿输送母体血液中的营养成分，同时胎盘又阻挡着血细胞和有害的生物大分子接触胎儿，起着生物化学屏障的作用。

（二）胚胎、胎儿的发育

个体产前期的发展历程分为胚胎期和胎儿期。妊娠前 8 周为胚胎期，为主要器官分化发育的时期，在此期间胚泡成长为胚胎；妊娠第 9 周至 38 周为胎儿期，此期胚胎成长为胎儿，是各器官进一步发育成熟的时期。

胚胎、胎儿发育的过程大致为：

4 周末：可以辨认出胚盘与体蒂，心脏开始供血，脊髓和神经系统开始形成。

8 周末：胚胎初具人形，胎体约为拇指大小，头的大小约占整个胎体的一半。可以分辨出眼、耳、口、鼻，四肢已具雏形，并出现骨骼。超声显像可见早期心脏已形成且有搏动。

12 周末：胎儿身长约 9 cm，体重约 20 g。胎儿的四肢、手指、脚趾和眼睛已基本发育完全。胎儿外生殖器已发育，部分可分辨男女性别，胎儿四肢可活动。

16 周末：胎儿身长约 16 cm，体重约 100 g。胎儿已有强有力的心跳，从外生殖器可确定性别，大部分骨骼已形成，头皮已长出毛发，开始有呼吸运动，肌肉开始有运动功能，部分孕妇自觉有胎动。

20 周末：胎儿身长约 25 cm，体重约 320 g。开始出现排尿及吞咽功能，检查孕妇可听到胎心音。自 20 周至满 28 周前娩出的胎儿，称为有生机儿。

24 周末：胎儿身长约 30 cm，体重约 630 g。各器官均已发育，皮下脂肪开始沉积，但皮肤仍呈皱缩状。

28 周末：胎儿身长约 35 cm，体重约 1000 g。皮下脂肪沉积不多，皮肤粉红色，可有呼吸运动，但肺泡Ⅱ型细胞中表面活性物质含量低，此期出生者易患特发性呼吸窘迫综合征。

32 周末：胎儿身长约 40 cm，体重约 1700 g。面部毳毛已脱，皮肤深红，生活力尚可。此期出生者如注意护理，可以存活。

36 周末：胎儿身长约 45 cm，体重约 2500 g。脂肪发育良好，毳毛明显减少，指（趾）甲已超过指（趾）尖，出生后能啼哭及吸吮，生活力良好，此期出生者基本可以存活。

40 周末：胎儿已成熟，身长约 50 cm，体重约 3400 g。体形外观丰满，皮肤粉红色，足底皮肤有纹理，男性睾丸已下降，女性大小阴唇发育良好。出生后哭声响亮，吸吮力强，能很好存活。

此外，妊娠前 20 周（即前 5 个妊娠月）的胎儿身长（cm）＝妊娠月数的平方。妊娠后 20 周（即后 5 个妊娠月）的胎儿身长（cm）＝妊娠月数×5。新生儿的身长可用于判断胎儿月份。

第二节 怀 孕

一、怀孕的诊断

怀孕即妊娠，即有生育能力的女性从受孕至分娩的生理过程。

（一）症状与体征

女性怀孕后会出现以下症状与体征：

1. 停经

处于生育年龄且有性生活史的妇女，若平时月经周期正常，一旦月经过期 10 天以上，应疑为妊娠；若停经已达 8 周，妊娠的可能性更大。停经是妊娠最早最重要的体征，但停经不一定就是妊娠，如产后哺乳期也可有停经现象。

2. 早孕反应

有 60%的妇女在妊娠 42 天左右会出现畏寒、头晕、乏力、嗜睡、食欲减退、喜食酸物或厌恶油腻、恶心、晨起呕吐等症状，称为早孕反应，多于妊娠 12 周左右自行消失。

3. 尿频

于妊娠早期出现尿频，系增大的前倾子宫在盆腔内压迫膀胱所致。约在妊娠 12 周以后子宫体进入腹腔不再压迫膀胱时，尿频症状会自然消失。

4. 乳房变化

女性怀孕后受雌激素及孕激素影响，乳房逐渐增大。孕妇自觉乳房轻度胀痛及乳头疼痛，初孕妇较明显。乳头及其周围皮肤着色加深，乳晕周围有深褐色蒙氏结节出现。

5. 生殖器官变化

怀孕女性于妊娠 6～8 周行阴道内镜检查，可见阴道壁及子宫颈充血，呈紫蓝色。双合诊检查子宫颈变软，子宫峡部极软，感觉子宫颈与子宫体似不相连，称为黑加征。随着妊娠进展，子宫体增大变软，妊娠 12 周时约为非孕子宫体的 3 倍。当宫底超出骨盆腔时，可在耻骨联合上方触及。

（二）辅助检查

1. 超声检查

（1）B 超检查：在妊娠第 5 周时出现孕囊，在孕囊内见到有节律的胎心搏动，可确定为早期妊娠、活胎。

（2）超声多普勒检查：在增大的子宫区内能听到有节律、单一、高调的胎心音。

2. 妊娠试验

孕妇尿液含有绒毛膜促性腺激素（hCG），用免疫学方法（临床多用试纸法）检测，若为阳性，在白色显示区上下呈现两条红色线，表明受检者尿中含 hCG，可协助诊断早期妊娠。若检查结果为阴性者，1 周后复查。

3. 子宫颈黏液检查

子宫颈黏液量少质稠，涂片干燥后光镜下见到排列成行的椭圆体，不见羊齿状结晶，则早期妊娠的可能性大。

4. 基础体温测定

双相型体温的妇女，高温相持续 18 天不见下降，早期妊娠的可能性大。基础体温曲线能反映黄体功能，但不能反映胚胎情况。

二、女性孕期的变化

女性在怀孕后，其生理与心理方面都会发生一系列变化。

（一）生理变化

1. 生殖系统

（1）子宫：妊娠后子宫变化最明显，子宫体逐渐增大、变软。子宫由非孕时的（7～8）cm ×（4～5）cm ×（2～3）cm 增大至妊娠足月时的 35 cm×25 cm×22 cm。妊娠早期子宫呈球形或椭圆形且不对称，受精卵着床部位的子宫壁明显突出。妊娠 12 周后，增大的子宫渐呈均匀对称并超出盆腔，可在耻骨联合上方触及。妊娠晚期子宫出现不同程度右旋，与乙状结肠在盆腔左侧占据有关。宫腔容量至妊娠足月约 5000 ml，子宫重量至妊娠足月约 1000 g。子宫增大主要是由于肌细胞的肥大而非细胞数目的增加。自妊娠 12～14 周起，子宫出现不规则无痛性收缩，其特点为稀发和不对称，无疼痛感觉。子宫动脉由非孕时屈曲至妊娠足月时变直，以适应胎盘内绒毛间隙血流量增加的需要。子宫峡部是位于子宫体与子宫颈之间最狭窄的部位，非孕时长约 1 cm。妊娠 12 周以后，子宫峡部逐渐伸展拉长变薄，扩展成为宫腔的一部分，临产后可伸展至 7～10 cm，成为产道的一部分，此时称子宫下段。子宫颈黏膜充血，组织水肿，外观肥大，呈紫蓝色，质变软。子宫颈黏液增多，形成黏稠的黏液栓，可阻止细菌入侵，防止胎儿及胎膜受到感染。接近临产时，子宫颈管变短并出现轻度扩张。

（2）卵巢：妊娠期略增大，停止排卵，妊娠黄体于妊娠 10 周前产生雌激素及孕激素，以维持妊娠。黄体功能于妊娠 10 周后由胎盘取代。

（3）输卵管：妊娠期输卵管伸长，但肌层不增厚。

（4）阴道：阴道黏膜变软、充血、水肿、呈紫蓝色。阴道脱落细胞增加，分泌物增多，常呈白色糊状。阴道上皮细胞含糖原增加，乳酸含量增多，使阴道分泌物 pH 值降低，不利于一般致病菌生长，但易受白假丝酵母（白色念珠菌）感染。

（5）外阴部：充血，皮肤增厚，大小阴唇色素沉着，伸展性增加。

2. 乳房

孕妇在大量雌孕激素的影响下，乳腺增生，乳房增大。孕妇自觉乳房发胀或偶有刺痛，浅静脉明显可见。乳头增大，乳晕变黑。乳晕外围的皮脂腺肥大形成散在的结节状小隆起，称蒙氏结节。妊娠末期，尤其在接近分娩期挤压乳房时，可有数滴稀薄黄色乳汁溢出，分娩后乳汁正式分泌。

3. 循环系统

（1）心脏：妊娠后期因膈升高，心脏向左上方移位，更贴近胸壁，心尖搏动点左移约 1 cm，心浊音界稍扩大。心脏移位使大血管轻度扭曲，加之血流量增加及血流速度加快，孕妇心尖区可闻及柔和吹风样收缩期杂音，产后逐渐消失。心脏容量从妊娠早期至妊娠末期约增加10%，心率于妊娠晚期增加10～15次/分。

（2）心排血量：自妊娠10周逐渐增加，妊娠32周达高峰。临产后，特别在第二产程期间，心排血量显著增加。孕妇左侧卧位较未孕时心排血量约增加30%。

（3）血压：孕妇在妊娠早期及中期血压偏低，妊娠晚期血压轻度升高。

（4）静脉压：股静脉压从妊娠20周开始，由于增大的子宫压迫下腔静脉使血液回流受阻，血压明显升高。侧卧位时能解除子宫压迫，改善静脉血液回流。由于下肢、外阴及直肠静脉压增高，加之妊娠期静脉壁扩张，孕妇容易发生下肢、外阴静脉曲张和痔疮。当孕妇长时间处于仰卧位时，回心血量减少，心排血量也随之减少，使血压下降，出现轻微头痛、头晕和心悸等症状，称仰卧位低血压综合征。

4. 血液系统

（1）血容量：循环血容量于妊娠6～8周开始增加，妊娠32～34周达到高峰，较未妊娠时约增加45%，其中血浆约增加1000 ml，而红细胞约增加450 ml，出现血液稀释。

（2）血液成分：由于血液稀释，红细胞和血红蛋白值均下降，出现生理性贫血；白细胞从妊娠7～8周开始轻度增加，至妊娠30周达高峰，有时可达15×10^9/L，主要为中性粒细胞增多；凝血因子增加，在妊娠期血液处于高凝状态，血小板数无明显改变；红细胞沉降率加快，纤溶活性降低；因血液稀释，血浆蛋白减少，主要是白蛋白减少，约为35 g/L。

5. 泌尿系统

妊娠期肾脏血浆流量及肾小球滤过率增加，排尿量增加，尿相对密度（比重）略降低，受体位影响夜尿量多于日尿量。受孕激素影响，泌尿系统平滑肌张力降低，蠕动减慢，加之输尿管有尿逆流现象，孕妇易患急性肾盂肾炎。

6. 呼吸系统

妊娠中期，孕妇耗氧量增加10%～20%，而肺通气量约增加40%以满足孕妇本身及胎儿对氧的需要。妊娠晚期，子宫增大，膈的活动幅度减少，胸廓活动加大，以胸式呼吸为主。呼吸频率于妊娠期变化不大，约20次/分，但呼吸较深。呼吸道（鼻、咽、气管）黏膜增厚，轻度充血、水肿，容易发生感染。

7. 消化系统

受大量雌激素影响，牙龈肥厚，易出血，牙齿易松动、患龋病；妊娠期胃肠平滑肌张力降低，胃内酸性内容物可反流至食管下部产生胃部烧灼感；胃酸及胃蛋白酶分泌量减少；胃排空时间延长，容易出现上腹部饱胀感；肠蠕动减弱，易出现便秘，常引起痔疮或使原有痔疮加重；胆囊排空时间延长，胆道平滑肌松弛，胆汁稍黏稠，可出现胆汁淤积，妊娠期容易诱发胆石病。

8. 内分泌系统

妊娠期垂体稍增大，受大量雌孕激素负反馈的影响，促性腺激素分泌减少，卵巢内的卵泡不再发育成熟。垂体催乳素（PRL）随妊娠进展而增加，分娩前达到高峰，与其他激素协同作用促进乳腺发育，为泌乳做准备。促甲状腺激素（TSH）、促肾上腺皮质激素（ACTH）分泌增多，血液中甲状腺激素增多，但游离甲状腺激素并不增多，故孕妇无甲亢表现。

9. 皮肤

孕妇乳头、乳晕、腹白线、外阴等处出现色素沉着。颜面部出现蝶状褐色斑，亦称妊娠黄褐斑，于产后自行消退。腹壁皮肤因妊娠子宫增大而出现皮肤弹性纤维断裂，出现紫色或淡红色不规律平行略凹陷的条纹，称为妊娠纹，见于初产妇。经产妇的妊娠纹呈银色光亮。妊娠期汗腺活性增加，孕妇容易出汗。

10. 新陈代谢

基础代谢率在妊娠期逐渐增高，至妊娠晚期可增高15%～20%。妊娠13周起体重平均每周增加350 g，直至妊娠足月时体重平均约增加12.5 kg。妊娠期胰岛功能旺盛，分泌胰岛素增多，故孕妇的空腹血糖浓度略低于非孕妇女，做糖耐量试验时血糖增高幅度大且恢复延迟；妊娠期肠道吸收脂肪能力增强，血脂增高，但妊娠期能量消耗多，体内动用大量脂肪使血液中酮体增加，易发生酮血症；孕妇对蛋白质的需要量增加。妊娠期机体水分平均约增加7 L，但水钠潴留与排泄形成适当比例而不引起水肿。胎儿生长发育需要大量的钙、磷、铁，胎儿骨骼及胎盘的形成需要较多的钙，而妊娠末期胎儿体内所含的钙、磷绝大部分是在妊娠最后2个月内积累的。因此，在妊娠的最后3个月应补充维生素D及钙，提高孕妇的血钙浓度。

11. 骨骼、关节及韧带

部分孕妇自觉腰骶部及肢体疼痛不适，与松弛素作用有关。妊娠晚期孕妇重心向前移，为保持身体平衡，头部与肩部向后仰，腰部向前挺，形成典型孕妇姿势。

（二）心理变化

妊娠是妇女一生中极其重要的阶段，孕妇及家庭成员的心理社会状况会随着妊娠的进展而发生变化。了解这些心理、社会变化有助于护理人员在孕妇心理调适过程中发挥积极作用，促进产后亲子关系的建立和母亲角色的完善。

1. 妊娠期母体的心理反应

（1）妊娠早期：无论是否计划妊娠，孕妇都会产生惊讶或震惊的反应。在最初获知妊娠时，孕妇通常会认为自己尚未做好准备，加之妊娠后生活、角色、人际关系等的重新调整，可能会出现矛盾心理。这种矛盾心理可由因工作、学习等原因暂时不想要孩子或因计划生育原因不能生孩子所致，也可能是由于初为人母，缺乏抚养孩子的知识和技能，以及缺乏可利用的社会支持，经济负担过重，或第一次妊娠，对恶心、呕吐等生理性变化无所适从所致。由于妊娠早期身体变化不大，故孕妇对已经妊娠的事实仍无法肯定，会将注意放在观察身体的变化上，如乳房的改变、体重的增加等。

（2）妊娠中期：随着妊娠进展，尤其在胎动出现后，孕妇真正感受到“孩子”的存在，开始接受妊娠的事实，同时开始穿着孕妇装，计划为孩子购买衣服、婴儿床等，关心孩子的喂养和生活护理等方面的知识，给未出生的孩子起名字、猜性别等。部分孕妇甚至开始计划孩子未来的职业，期盼对孩子有更多了解。此期，孕妇显得较为内向、被动，注意集中于自己和胎儿身上。

（3）妊娠晚期：子宫明显增大，孕妇行动不便，甚至出现睡眠障碍、腰背痛等症状，因此，大多数孕妇都盼望分娩日期的到来。孕妇的社交活动减少。随着预产期的临近，孕妇开始担心能否顺利分娩、胎儿有无畸形，部分孕妇担心婴儿的性别能否为家人接受。

2. 妊娠期母体的心理调节

美国学者 Rubin 认为孕妇为接受新生命的诞生，维持个人及家庭的功能完整，必须完成以下四项心理发展任务：

（1）确保自己及胎儿能安全顺利地度过整个孕产期。妊娠后，孕妇关注胎儿和自己的健康，常会寻求产科护理方面的相关知识。如阅读有关书籍、观察其他孕妇和产妇，并就相关话题进行讨论；遵守医生的建议，使整个妊娠期保持最佳的健康状况；自觉听从建议，补充维生素，摄取均衡饮食，保证足够的休息和睡眠等。

（2）促使家庭重要成员接受新生儿及对母亲角色的认可。孩子的出生会对整个家庭产生影响。孕妇最初会为自己面临改变而感到难过，但人际关系、社交转变通常会很顺利。随着妊娠的进展，孕妇逐渐接受了孩子，并开始寻求家庭重要成员对孩子的接受和认可。在此过程中，配偶是关键人物，有了他的支持和接受，孕妇才能完成孕期心理发展任务和形成母亲角色的认同。如果家中尚有小孩，孕妇也要努力确保其他子女接受新生儿。

（3）情绪上与胎儿连成一体。随着妊娠的进展，孕妇和胎儿建立起亲密的情感，胎动出现以后，孕妇会对胎儿有更真实的感受，而更执意地想保护胎儿。常借助抚摸、对着腹部讲话等行为表现对胎儿的情感。如幻想理想中孩子的模样，会使她与孩子更加亲近。这种情绪及行为的表现将为孕妇日后与新生儿建立良好情感奠定基础。

（4）学习为孩子而奉献。生育过程包含了许多给予行为，孕妇必须培养或增强自制能力，学习延迟自己的需要以迎合其他个体的需要。开始调整自己，以适应胎儿的成长，进而顺利担负起产后照顾孩子的重任。

三、常见妊娠合并症与并发症

多数情况下，有着良好的营养、健康的行为生活方式、产前护理保健的适龄孕妇大多会顺利妊娠直至分娩，但部分孕妇会出现妊娠合并症或并发症。妊娠合并症是指在未孕之前或妊娠期发生的非妊娠直接引起的疾病，妊娠终止，疾病也不一定随之消失。常见的后果较严重的妊娠合并症有妊娠合并心脏病、妊娠合并糖尿病等。妊娠并发症是指妊娠时才出现的疾病，疾病随妊娠而出现，妊娠结束后疾病消失。常见的妊娠并发症有异位妊娠、前置胎盘、妊娠期高血压疾病、产后出血等。

（一）妊娠合并心脏病

妊娠合并心脏病是一种严重的妊娠合并症，包括妊娠前已患有心脏病以及妊娠期发现或发生的心脏病。其中，先天性心脏病占 35%～50%，位居第一位。妊娠合并心脏病在我国孕产妇死因顺位中高居第二位，为非直接产科死亡原因的首位，我国的发病率约为 1%。

1. 妊娠、分娩对心脏病的影响

（1）妊娠期：循环血容量于妊娠 6 周开始逐渐增加，32～34 周达高峰，产后 2～6 周逐渐恢复正常，总循环血量的增加可导致心排血量增加和心率增快。另外，妊娠末期，增大的子宫使膈升高，心脏向上、向左前发生移位，导致心脏大血管轻度扭曲，使心脏负荷进一步加重，故心脏病孕妇容易发生心力衰竭。

（2）分娩期：强力的宫缩及耗氧量的增加使分娩期成为心脏负担最重的时期。第一产程，每次宫缩会导致 250～500 ml 血液被挤入体循环，增加回心血量和心排血量，加重心脏负担；第二产程，除子宫收缩外，腹肌和骨骼肌的收缩使外周阻力增加，加之分娩时屏气使肺循环压力增加，腹腔压力增高，内脏血液回流入心脏增加，此时心脏前后负荷显著加重；第三产程，胎儿娩出后，腹压骤减，大量血液流向内脏，回心血量减少；而胎盘娩出后由于胎盘循环终止，子宫收缩使子宫内血液迅速进入体循环，使回心血量骤增。血流动力学的急剧变化，容易致心力衰竭。

（3）产褥期：产后 3 天内，子宫收缩使大量血液进入体循环，且产妇组织中潴留的大量水分也回流到体循环，使心脏负担再次加重，因此，该时期仍需谨防心力衰竭的发生。

综上，妊娠 32～34 周、分娩期以及产后 3 天内，是心脏病患者最危险的时期，护理人员应严密观察，确保母婴安全。

2. 心脏病对妊娠的影响

心脏病不影响受孕，但对于不宜妊娠的心脏病患者，一旦妊娠或妊娠后心功能恶化者，流产、早产、死胎、胎儿生长受限、胎儿窘迫及新生儿窒息的发生率均明显增高，围生儿死亡率是正常妊娠的 2～3 倍，故心脏病患者孕前进行咨询非常必要。心脏病变较轻，心功能Ⅰ级或Ⅱ级，既往无心力衰竭史、无其他并发症者可以妊娠。心脏病变较重，心功能Ⅲ级或Ⅳ级、既往有心力衰竭史、肺动脉高压、右向左分流型先天性心脏病、严重心律失常、急性心肌炎、心脏病并发细菌性心内膜炎、风湿热活动期等，孕产期极易发生心力衰竭，不宜妊娠。

3. 心脏病的临床表现

（1）早期心力衰竭：①轻微活动后即有胸闷、心悸、气短；②休息时心率超过 110 次/分；③夜间常因胸闷而需坐起，或需到窗口呼吸新鲜空气；④肺底部出现少量持续性湿啰音，咳嗽后不消失。

（2）心力衰竭：

1）左心衰竭：以肺淤血及心排血量降低为主，出现呼吸困难、咳嗽、咳粉红色泡沫样痰，不能平卧、疲劳、心悸、少尿等，两肺可闻及细小湿啰音。

2）右心衰竭：以体循环淤血为主，出现恶心、呕吐、腹胀、下肢水肿、颈静脉怒张、呼吸困难等。

3）全心衰竭：右心衰竭继发于左心衰竭而形成全心衰竭。阵发性呼吸困难等肺淤血的症状有所减轻，而左心衰竭则以心排血量减少的相关症状和体征为主。

4. 妊娠期心脏病的处理与治疗

（1）终止妊娠：以下情况需终止妊娠。

1）心脏病变较重，心功能Ⅲ级及以上，曾有心力衰竭史者。

2）风湿性心脏病伴有肺动脉高压、高度房室传导阻滞、慢性心房颤动，或近期内并发细菌性心内膜炎者，先天性心脏病有明显发绀或肺动脉高压者。

3）合并其他较严重的疾病，如重度高血压、肺结核、重症肝炎等。

妊娠3个月以上，一般不考虑终止妊娠，如已发生心力衰竭，应适时终止妊娠。

（2）对于继续妊娠者：减轻心脏负担，提高心脏代偿功能。

（3）分娩方式和产褥期的处理：分娩方式主要取决于心功能状态及产科情况，产褥期注意预防感染和加强监护。

（二）妊娠期糖尿病

糖尿病是一组以慢性血糖水平增高为特征的代谢疾病群。妊娠期糖尿病（gestational diabetes mellitus，GDM）指妊娠过程中初次发生的任何程度的糖耐量减低。

1. 妊娠期糖代谢的特点

妊娠期胎儿不断从母体中摄取葡萄糖，肾血流量及肾小球滤过率增加，导致孕妇排糖量增加，使孕妇的血糖尤其是空腹血糖偏低。应用胰岛素治疗的孕妇若不及时减少胰岛素用量，部分患者可出现低血糖。随着妊娠进展，血容量增加、血液稀释导致胰岛素相对不足，胎盘分泌的胎盘催乳素、雌激素、孕激素等抗胰岛素样物质增加，故孕妇对胰岛素需求量减少。分娩过程中体力消耗大，糖原大量消耗，加之进食少，如不及时减少胰岛素用量，易发生低血糖。胎盘娩出后，胎盘分泌的抗胰岛素样物质迅速减少直至消失，产妇对胰岛素需求量增加。由于妊娠期糖代谢的复杂变化，应用胰岛素治疗的孕妇若不及时调整胰岛素用量，部分患者可出现高血糖或低血糖，严重者甚至出现低血糖昏迷及酮症酸中毒。

2. 糖尿病对妊娠的影响

糖尿病患者一般身体情况较差，内分泌紊乱，受孕率低于正常妇女。妊娠后易并发妊娠期高血压疾病、泌尿生殖系统感染、羊水过多、巨大儿、畸胎、死胎、难产或产后出血。胎儿出生后易发生新生儿呼吸窘迫综合征、新生儿低血糖等。

3. 妊娠期糖尿病的分类

（1）妊娠前已被确诊的糖尿病妇女合并妊娠或妊娠前糖耐量减低，妊娠后发展为糖尿病，分娩后仍为糖尿病的患者。

（2）妊娠期糖尿病。

4. 妊娠期糖尿病的临床表现

（1）妊娠期体重骤增、明显肥胖，或出现“三多一少”（多食、多饮、多尿、消瘦）的症状。

（2）部分患者亦可出现外阴瘙痒、阴道及外阴假丝酵母感染等。

（3）重症患者可出现酮症酸中毒伴昏迷，甚至危及生命。

5. 妊娠期糖尿病的处理与治疗

（1）期待疗法：

1）孕期检查：包括了解胎儿生长，孕36周起行胎儿电子监护，B超生物物理评分、多普勒测定胎儿脐血流等。

2）饮食和运动治疗：严格执行和长期坚持饮食、运动控制。

3）药物治疗：必要时使用胰岛素控制血糖。

(2) 终止妊娠：糖尿病经治疗后不能有效地控制时，或伴有重度子痫前期、羊水过多、眼底动脉硬化、肾功能减退时，应考虑中止妊娠。

（三）异位妊娠

受精卵在子宫体腔之外的部位着床，称为异位妊娠（ectopic pregnancy），俗称宫外孕。依据受精卵种植部位不同，将异位妊娠分为输卵管妊娠、卵巢妊娠、腹腔妊娠、阔韧带妊娠、子宫颈妊娠及子宫残角妊娠等，其中以输卵管妊娠最为常见。输卵管妊娠约占异位妊娠的95%，是妇产科常见的急腹症。输卵管妊娠又依据发生部位分为间质部妊娠、峡部妊娠、壶腹部妊娠和伞部妊娠，其中壶腹部妊娠最多见，其次为峡部妊娠，伞部妊娠和间质部妊娠较少见。

1. 异位妊娠病因

(1) 输卵管炎症：这是异位妊娠的主要原因。输卵管黏膜炎可导致黏膜皱褶粘连，管腔变窄或纤毛功能受损，受精卵在输卵管内运行受阻而于该处着床。输卵管肌层或浆膜层炎症致输卵管扭曲，管腔狭窄，蠕动减弱，妨碍受精卵运行。

(2) 输卵管发育不良或功能异常：常见的输卵管发育不良有输卵管过长、肌层发育差、黏膜纤毛缺乏、双输卵管、输卵管憩室等，均可导致输卵管妊娠。输卵管的生理功能包括输卵管蠕动、纤毛活动及上皮细胞分泌功能等，受性激素调节，若调节异常，可影响受精卵正常运行。

(3) 其他：输卵管周围肿瘤，可压迫输卵管，使受精卵运行受阻。子宫内膜异位症或放置宫内节育器避孕失败而受孕时，发生异位妊娠的风险增加。此外，精神因素也可引起输卵管痉挛和蠕动异常，干扰受精卵正常运行。

2. 异位妊娠临床表现

输卵管妊娠的临床表现与受精卵着床部位、有无流产或破裂、出血量多少及时间长短等有关。

(1) 停经：多数输卵管妊娠患者在停经6～8周后出现阴道流血。有些患者误将不规则阴道流血视为月经，可能未诉停经史。

(2) 腹痛：腹痛是输卵管妊娠患者的主要症状。流产或输卵管妊娠破裂前，由于胚胎在输卵管内逐渐增大，常表现为一侧下腹隐痛或酸胀感。当发生流产或输卵管妊娠破裂时，下腹部突然出现撕裂样疼痛。若血液由下腹部流向全腹，疼痛扩散到全腹；血液刺激膈肌，可引起肩胛部放射性疼痛及胸部疼痛。当血液积聚于直肠子宫陷凹中，可出现肛门坠胀感。

(3) 阴道流血：胚胎死亡后，常有不规则阴道流血，量少呈点滴状，一般不超过月经量。少数患者出血较多，类似月经。阴道流血时可伴有蜕膜管型或蜕膜碎片排出，是子宫蜕膜剥离所致。病灶去除后，阴道流血方会停止。

(4) 晕厥与休克：急性大量内出血及剧烈腹痛可引起患者出现晕厥或休克。内出血量越多、越快，症状出现也越迅速、越严重。

(5) 腹部包块：输卵管妊娠流产或破裂后形成血肿，血液凝固机化并与周围组织发生粘连形成包块。包块较大或位置较高时，可于腹部扪及。

3. 异位妊娠处理与治疗

（1）期待疗法：少数输卵管妊娠可发生自然流产或胚胎被吸收，症状较轻而无需手术或药物治疗。期待疗法适用于疼痛轻微且出血量少，随诊可靠，无输卵管妊娠破裂，无腹膜腔积血，血β－hCG低于1000 U/L且继续下降，输卵管妊娠包块直径小于3 cm或未探及的患者。在期待治疗过程中应注意患者生命体征及腹痛变化，并进行B超和血β－hCG监测，若发现患者血β－hCG下降不明显或升高，出现内出血征象，应及时进行药物或手术治疗。

（2）药物治疗：适用于无药物治疗禁忌，未发生输卵管妊娠破裂或流产，输卵管妊娠包块直径小于4 cm，血β－hCG低于2000 U/L，无明显内出血的早期输卵管妊娠且要求保存生育能力的年轻患者。常用药物为甲氨蝶呤（MTX）、米非司酮或中药等。MTX可抑制滋养细胞增生，破坏绒毛，使胚胎组织坏死、脱落、吸收。在MTX治疗期间，应采用B超和血β－hCG进行严密监护，用药后14天血β－hCG下降并连续3次检测阴性，腹痛缓解或消失，阴道流血减少或停止者为显效。若病情无改善，甚至发生急性腹痛或输卵管破裂症状时，应立即进行手术治疗。

（3）手术治疗：适用于生命体征不稳定或有腹膜腔积血征象者，诊断不明确，血β－hCG处于高水平或附件区有大包块，随诊不可靠，期待疗法或药物治疗有禁忌证者。手术分保守手术和根治手术。保守手术保留患侧输卵管，适用于有生育要求的年轻妇女，特别是对侧输卵管已切除或有明显病变者。根治手术切除患侧输卵管，适用于无生育要求的输卵管妊娠内出血并发休克的急症患者。

（四）前置胎盘

正常胎盘附着于子宫体部的后壁、前壁或侧壁。妊娠28周后，若胎盘附着于子宫下段，甚至胎盘下缘达到或覆盖子宫颈内口，其位置低于胎儿的先露部，称为前置胎盘。前置胎盘是妊娠晚期阴道流血最常见的原因，是妊娠晚期的严重并发症，处理不当可能会危及母婴生命。

1. 前置胎盘病因

前置胎盘的确切病因尚不明确，目前认为主要与以下因素有关：

（1）子宫内膜病变：剖宫产手术史、多次人工流产、引产等导致子宫内膜炎或子宫内膜损伤。

（2）胎盘异常：多胎妊娠时胎盘面积过大、有副胎盘、膜状胎盘等。

（3）受精卵滋养层发育迟缓：受精卵到达子宫腔后，滋养层尚未发育到可以着床的阶段，受精卵继续向下达子宫下段，并在子宫下段着床。

（4）其他：孕妇高龄、吸烟、吸毒等。

2. 前置胎盘分类

前置胎盘按胎盘边缘与子宫颈内口的关系分为三种类型。

（1）完全性前置胎盘：又称中央性前置胎盘，子宫颈内口全部被胎盘组织覆盖。

（2）部分性前置胎盘：子宫颈内口部分被胎盘组织覆盖。

（3）边缘性前置胎盘：胎盘附着于子宫下段，边缘不超越子宫颈内口。

3. 前置胎盘临床表现

妊娠晚期或临产时，发生无诱因、无痛性反复阴道流血。

（1）完全性前置胎盘：初次出血时间早（妊娠 28 周左右）、出血频繁、出血量多。

（2）部分性前置胎盘：初次出血时间、出血量介于完全性前置胎盘和边缘性前置胎盘之间。

（3）边缘性前置胎盘：初次出血时间晚（多在妊娠 37 周或临产后）、出血量少。

4. 前置胎盘处理与治疗

（1）期待疗法：适用于妊娠 37 周前、胎儿存活、胎儿体重低于 2000 g、阴道流血量不多、一般情况较好的孕妇。在保证孕妇安全的前提下尽可能延长孕周，使胎儿达到或接近足月，从而提高围生儿的存活率。

（2）终止妊娠：

1）适用于入院时有大量阴道流血甚至失血性休克者，或期待疗法中发生大出血，或出血量虽少，但妊娠已近足月或已临产者。

2）剖宫产是处理前置胎盘最有效最安全的方法，也是前置胎盘大出血的急救手段。

3）阴道分娩适用于边缘性前置胎盘，胎先露为头位、临产后产程进展顺利，能在短时间内结束分娩者。

（五）妊娠期高血压疾病

妊娠期高血压疾病是妊娠期特有的疾病，该病可严重影响母婴健康，是孕产妇及围生儿死亡的主要原因之一，多数病例在妊娠期出现一过性高血压、蛋白尿症状，分娩后症状消失。

1. 妊娠期高血压疾病病因

病因至今尚未阐明，但有以下高危因素：初产妇、孕妇年龄小于 18 岁或超过 35 岁、多胎妊娠、有妊娠期高血压疾病史及家族史、慢性高血压、慢性肾炎、糖尿病、肥胖、营养不良、低社会经济状况等均可增加妊娠期高血压疾病的发病风险。

2. 妊娠期高血压疾病临床表现

（1）妊娠期高血压：妊娠期首次出现血压高于或等于 140/90 mmHg，并于产后 12 周内恢复正常；尿蛋白阴性（－）；少数患者可伴有上腹不适或血小板减少。

（2）子痫前期：

轻度：妊娠 20 周以后出现血压高于或等于 140/90 mmHg；尿蛋白大于或等于 0.3 g/24 h，或随机尿蛋白阳性（＋）；可伴有上腹不适、头痛等症状。

重度：血压高于或等于 160/110 mmHg；尿蛋白大于或等于2 g/24 h，或随机尿蛋白“＋＋”；血肌酐大于106 μmol/L；血小板低于100×10^9/L；出现微血管病性溶血；血清转氨酶至少升高 2 倍；持续性头痛或视觉障碍；持续性上腹不适。

（3）子痫：子痫前期的孕妇发生抽搐而不能用其他原因解释。子痫前可有不断加重的重度子痫前期，也可发生于血压升高不显著、无蛋白尿或水肿的病例，约 75％的子痫发生在产前。子痫抽搐进展迅速，前驱症状短暂，表现为意识丧失、眼球固定、瞳孔放大、牙关紧闭、面部充血，继而口角及面部肌肉颤动，数秒后全身及四肢肌肉发生强烈抽动。抽搐时呼吸暂停，面色青紫，持续 1～1.5 分钟，全身肌肉松弛，发出鼾声，呼吸恢复。抽搐次数少且间隔时间长者，抽搐后很快即可苏醒；若抽搐频繁且持续时间较长，患者可陷入深昏迷状态。

（4）慢性高血压并发子痫前期：高血压孕妇妊娠20周以前无蛋白尿，出现尿蛋白大于或等于0.3 g/24 h；高血压孕妇妊娠20周后突然尿蛋白增加或血压进一步升高或血小板低于100×10^9/L。

（5）妊娠合并慢性高血压：妊娠前或妊娠20周前舒张压高于或等于90 mmHg（排除滋养细胞疾病），妊娠期无明显加重；妊娠20周后首次诊断高血压并持续到产后12周以后。

3. 妊娠期高血压疾病处理与治疗

妊娠期高血压疾病的处理原则为：争取母体完全恢复健康，胎儿出生后可以存活，以对母儿影响最小的方式终止妊娠。

（1）妊娠期高血压：可住院也可在家治疗。治疗原则为休息、镇静、吸氧、监护母儿状况等。

（2）子痫前期：住院治疗，防止子痫及并发症的发生。治疗原则为密切监测母儿状态、休息、镇静、解痉、降压、合理扩容，必要时利尿、适时终止妊娠。

（3）子痫：这是妊娠期高血压疾病最严重的阶段，也是妊娠期高血压疾病导致母儿死亡的最主要原因，应积极处理。处理原则为：控制抽搐、纠正缺氧和酸中毒、控制血压、抽搐控制后终止妊娠。

（六）产后出血

产后出血是指胎儿娩出后24小时内出血量超过500 ml者。产后出血是分娩期的严重并发症，居我国孕产妇死亡原因的首位。其发生率占分娩总数的2%～3%，其中80%以上发生在产后2小时内。分娩24小时后，产褥期内发生的子宫大量出血，称为晚期产后出血。以产后1～2周发病最常见。

1. 产后出血的病因

导致产后出血的主要原因有子宫收缩乏力、胎盘因素、软产道损伤、凝血功能障碍等。其中子宫收缩乏力是产后出血的最常见原因，占产后出血总数的70%～80%。

（1）子宫收缩乏力：导致子宫收缩乏力的因素包括精神过度紧张、体质虚弱等全身性因素，产程延长、前置胎盘、胎盘早剥等产科因素，多胎妊娠、羊水过多、巨大胎儿、子宫肌瘤等子宫因素，以及过多使用镇静剂、麻醉剂等药物因素。

（2）胎盘因素：包括胎盘滞留、胎盘植入、胎盘部分残留等。

（3）软产道损伤：容易导致软产道损伤的因素包括手术助产、急产、巨大胎儿分娩、软产道组织弹性差等。

（4）凝血功能障碍：包括原发性血小板减少、再生障碍性贫血等原发凝血功能异常，以及子痫、死胎、羊水栓塞、胎盘早剥等产科因素所致的继发凝血功能异常。

2. 产后出血的临床表现

（1）子宫收缩乏力性出血：出血特点是胎盘剥离延缓，在未剥离前阴道不流血或仅有少许出血，胎盘剥离后因子宫收缩乏力使子宫出血不止。流出的血液颜色呈暗红，有血块。产妇可出现失血性休克表现：面色苍白、心慌、出冷汗、头晕、脉细弱及血压下降。腹部检查时子宫轮廓不清，松软如袋状，子宫底升高，按摩子宫时有大量阴道流血。

（2）软产道裂伤：出血发生在胎儿娩出后，血液鲜红、能自凝；子宫收缩良好，检查子宫颈裂伤多在两侧，个别可裂至子宫下段。阴道裂伤多在阴道侧壁、后壁和会阴部，多呈不规则裂伤。

（3）胎盘因素：胎儿娩出后，胎盘剥离缓慢或未剥离或剥离不全，30 分钟后胎盘仍未娩出，伴有阴道大量出血。胎盘嵌顿时子宫下段可出现狭窄环。胎盘粘连或植入的诊断主要是手取胎盘时做出判断，一般胎盘粘连徒手剥离胎盘时多能成功；当徒手剥离胎盘时发现胎盘全部或部分与宫壁连成一体，剥离困难，则考虑为胎盘植入。胎盘胎膜残留的诊断主要靠胎盘娩出后常规检查胎盘胎膜是否完整。

（4）凝血功能障碍：孕前或妊娠期已有全身性出血倾向；胎盘剥离或产道有损伤时，出现凝血功能障碍，血不凝、不易止血。

3. 产后出血的处理与治疗

产后出血的治疗原则为：针对出血原因迅速止血；补充血容量，纠正失血性休克；防治感染。

（1）立即建立静脉通道，做好输血准备，加快输液速度。

（2）产后宫缩乏力者，立即按摩子宫促进子宫收缩；胎肩娩出后立即使用宫缩药；采用子宫腔纱布条填塞止血；结扎盆腔血管止血。

（3）胎盘因素导致的出血：清除残留的胎盘碎片和血块；剥离困难疑有植入性胎盘者，做好子宫切除的手术准备。

（4）软产道损伤所致出血：彻底止血，并按解剖层次缝合伤口，不留死腔，避免缝线穿透直肠黏膜；对软产道血肿可行血肿切开清除术，彻底止血。

（5）凝血功能障碍所致出血：针对不同病因和疾病种类进行治疗；尽快输新鲜全血，补充血小板、纤维蛋白原或凝血酶原复合物、凝血因子。

（6）手术治疗：如发生产后出血，经上述治疗无效仍出血不止者，为抢救产妇生命，可进行手术治疗，充分做好术前准备，严密监测产妇的生命体征、意识变化，及早发现休克征兆。

第三节　分娩与哺乳

一、分娩

（一）临产

临产指产妇分娩前进入产程的状态。临产的标志为有规律且逐渐增强的子宫收缩，持续 30 秒或以上，间歇 5～6 分钟，同时伴随进行性子宫颈管消失、子宫颈口扩张和胎先露下降，甚至使用强镇静药也不能抑制宫缩。

（二）各产程临床表现

总产程是指从临产开始至胎儿、胎盘完全娩出为止的全过程。临床上将总产程分为三个阶段。

1. 第一产程

第一产程又称子宫颈扩张期，是从临产开始至宫口开全的过程。初产妇子宫颈口扩张较慢，需 11～12 小时；经产妇子宫颈口扩张较快，需 6～8 小时。

（1）子宫收缩：产程开始时，出现伴有疼痛的子宫收缩，俗称“产痛”或“阵痛”。开始时宫缩持续时间较短（约 30 秒）且弱，间歇时间较长（5～6 分钟）。随着产程的进展，持续时间渐长（50～60 秒），且强度不断增强，间歇时间渐短（2～3 分钟）。当宫口近开全时，宫缩持续时间可长达 1 分钟或 1 分钟以上，间歇时间仅 1 分钟或稍长。

子宫收缩观察法包括触诊观察法及电子胎儿监护两种方法。①触诊观察法：这是监测宫缩最简单的方法，观察者将手掌放于孕妇腹壁的子宫体近子宫底处，宫缩时子宫体部隆起变硬，间歇期松弛变软。②电子胎儿监护：用电子胎儿监护仪描述宫缩曲线，可以直观地看出宫缩强度、频率和持续时间，是反应宫缩的客观指标。

（2）胎心：胎心率是产程中极为重要的观察指标。正常胎心率为 110～160 次/分。临产后更应严密监测胎心的频率、规律性和宫缩后胎心有无变异，注意与孕妇的脉搏区分。

胎心监测有两种方法。①听诊器：临床现多采用电子胎心听诊器进行胎心监测。此方法简单，但仅获得胎心率，不能分辨胎心率变异、瞬间变化及其与宫缩、胎动的关系，需注意同时观察孕妇脉搏，与孕妇脉搏区分。②电子胎儿监护仪：多用于外监护描记胎心曲线，观察胎心率变异及其与宫缩、胎动的关系。此方法能较准确地判断胎儿在宫内的状态。

（3）宫口扩张和胎头下降：宫口扩张与胎头下降的速度和程度是产程观察的两个重要指标，通过阴道检查可了解宫口扩张及胎头下降情况。

宫口扩张是临产后规律宫缩的结果。当宫缩渐频且不断增强时，子宫颈管逐渐缩短至展平。当宫口开全时，宫口边缘消失，与子宫下段及阴道形成产道。根据宫口扩张情况，第一产程可分为潜伏期和活跃期。潜伏期是指从出现规律宫缩开始至宫口扩张 3 cm。潜伏期宫口扩张速度缓慢，平均每 2～3 小时扩张 1 cm，约需 8 小时，最长时限为 16 小时，超过 16 小时称潜伏期延长。活跃期是指宫口扩张 3 cm 至宫口开全。活跃期宫口扩张速度明显加快，约需 4 小时，最长时限为 8 小时，超过 8 小时称活跃期延长。

胎头下降程度是决定胎儿能否经阴道分娩的重要观察指标。临床上通过阴道检查，能够明确胎头颅骨最低点的位置，并协助判断胎方位。胎头下降的程度以颅骨最低点与坐骨棘平面的关系标示。坐骨棘平面是判断胎头高低的标志，胎头颅骨最低点平坐骨棘平面时，以“0”表示；在坐骨棘平面上 1 cm 时，以“−1”表示；在坐骨棘平面下 1 cm 时，以“+1”表示，其余依此类推。潜伏期胎头下降不明显，活跃期下降加快。

（4）胎膜破裂：胎儿先露部衔接后，将羊水阻断为前后两部分，在胎儿先露部前面的羊水，称“前羊水”，约 100 ml，其形成的囊称“前羊水囊”。宫缩时，“前羊水囊”楔入子宫颈管内，有助于扩张宫口。随着产程的进展，宫缩的增强，当羊膜腔内压力达到一定程度时，胎膜自然破裂，破膜后羊水冲洗阴道，减少感染机会。正常破膜多发生于宫口近开全时。

2. 第二产程

第二产程又称胎儿娩出期，即从宫口开全至胎儿娩出。初产妇需 1～2 小时；经产妇一般数分钟即可完成，也有长达 1 小时者。

（1）子宫收缩和胎心：进入第二产程后，宫缩的频率和强度达到高峰。宫缩间歇期仅 1～2 分钟，持续约 1 分钟或以上。

（2）胎儿下降及娩出：当胎头降至骨盆出口压迫骨盆底组织时，孕妇有排便感，不自主地向下屏气用力，会阴逐渐膨隆和变薄，肛门括约肌松弛。随着产程进展，宫缩时胎头露出阴道口，露出部分不断增大，宫缩间歇时胎头又缩回阴道内，称"胎头拨露"。当胎头双顶径越过骨盆出口，宫缩间歇时胎头也不再回缩，称"胎头着冠"。此时会阴极度扩张，产程继续进展，胎头枕骨于耻骨弓下露出，出现仰伸动作，胎儿额、鼻、口、颏部相继娩出，接着出现胎头复位及外旋转，前肩和后肩、胎体相继娩出，后羊水随之涌出。

3. 第三产程

第三产程又称胎盘娩出期，即从胎儿娩出后至胎盘胎膜娩出的过程，需 5～15 分钟，不应超过 30 分钟。

（1）子宫收缩及阴道流血：胎儿娩出后，子宫底降至平脐，产妇感到轻松，宫缩暂停数分钟后再现。

（2）胎盘剥离征象：胎儿娩出后，由于子宫腔容积突然明显缩小，胎盘不能相应缩小，胎盘附着面与子宫壁发生错位而剥离。剥离面出血形成胎盘后血肿，子宫继续收缩，增大剥离的面积，直至胎盘完全剥离而排出。

胎盘剥离的征象有：①子宫底变硬呈球形，胎盘剥离后降至子宫下段，下段被扩张，子宫体呈狭长形被推向上，子宫底升高达脐上；②剥离的胎盘降至子宫下段，阴道口外露的一段脐带自行延长；③阴道少量流血；④用手掌尺侧在产妇耻骨联合上方轻压子宫下段时，子宫体上升而外露的脐带不再回缩。

（3）胎盘排出方式：①胎儿面娩出式。胎盘胎儿面先排出，胎盘从中央开始剥离，而后向周围剥离。其特点是胎盘先排出，随后见少量阴道流血，这种娩出方式较多见。②母体面娩出式。胎盘母体面先排出，胎盘边缘先开始剥离，血液沿剥离面流出。其特点是先有较多阴道流血，然后胎盘娩出，这种娩出方式较少见。

（4）新生儿评估：对新生儿的评估重点为 Apgar 评分，用于判断有无新生儿窒息及窒息的严重程度。以出生后 1 分钟内的心率、呼吸、肌张力、喉反射及皮肤颜色 5 项体征为依据，每项为 0～2 分，满分为 10 分。若评分为 8～10 分，属正常新生儿；4～7 分属轻度窒息，又称青紫窒息，需清理呼吸道、人工呼吸、吸氧、用药等措施才能恢复；0～3 分属重度窒息，又称苍白窒息，缺氧严重需紧急抢救，在直视下行喉镜气管内插管并给氧。

（三）分娩方式

在妊娠期，医生会对孕妇进行详细的内外科检查和产科检查。根据胎位、胎儿重量，骨盆大小、有无妊娠并发症或合并症等综合评估后，决定分娩方式。但自然分娩有很多好处，应尽量选择自然分娩。

自然分娩的好处包括母体和婴儿两方面。①母亲方面：最合乎自然与生理的原则，身体恢复更快、更好，产后出血的发生率明显低于剖宫产，而且没有剖开腹部也就不会导致器官粘连；自然分娩的产妇更有成就感，能更快适应母亲的角色，更能出色地完成照顾宝宝的重任。②婴儿方面：在自然分娩时，胎儿通过产道的挤压，呼吸道里的水分和黏液都被挤压出来，因此出生后患新生儿疾病如“新生儿湿肺”“新生儿吸入性肺炎”相对较少；自然分娩时因胎头受压，胎儿血液运行速度变慢，继而出现血液充盈，呼吸中枢兴奋，最终建立正常的呼吸节律；由于大脑受到产道挤压而对小儿生长过程中的智力发育有益。

剖宫产术是经过腹部切开子宫，取出胎儿的手术。主要适用于孕妇因自身情况不能完成阴道分娩或胎儿不能耐受阴道分娩的难产情况，是处理妊娠期的严重并发症和合并症、解决异常产程及难产，挽救母婴生命的重要急救措施。然而，剖宫产对围生儿有不可忽视的潜在危险性，新生儿窒息等的发生率均高于阴道分娩。剖宫产后产妇死亡的危险比自然分娩高 2～11 倍，静脉栓塞、感染、大出血等的发生率是自然分娩的 5～10 倍。研究结果表明，经剖宫产手术的产妇在产后两年内并发慢性盆腔痛、贫血和子宫活动受限的概率均高于自然分娩者。

二、哺乳

女性分娩后，脑垂体前叶（腺垂体）分泌的催乳素（泌乳素）、促肾上腺皮质激素、生长素等作用于已发育的乳腺，从而引起乳汁分泌。乳汁中含有丰富的营养物质和抵御疾病的特殊抗体，对婴儿的生长发育极其有利，同时，进行母乳喂养对母亲及家庭和社会都有很多益处。

（一）母乳喂养的好处

1. 对婴儿的好处

（1）母乳是婴儿的最佳营养食品。对于营养良好的母亲，母乳喂养能够满足 0～6 个月婴儿的营养和生长需要。母乳中不仅含有适合婴儿消化吸收的各种营养物质，而且比例适中，最适合新生儿的营养需要。

（2）免疫调节。①减少疾病发生：乳汁中至少有 50 种成分具有免疫特性。母乳中的免疫球蛋白主要是分泌型 IgA、IgM、IgG 等，这些抗体物质在肠道中不被降解，因而具有抗病毒及抗细菌的高度活性。②预防过敏：人乳中所含的蛋白质对新生儿来说是同种蛋白，不属于抗原，不会被新生儿的免疫系统所排斥，从而减少过敏现象的发生。

（3）促进发育。①促进神经系统发育：新生儿刚出生时的脑容量仅为成人的 1/4，6 个月时约为成人的 1/2。新生儿的神经突触（神经细胞间连接和传导信号的结构）很少，6 个月时突触迅速增加，在这个过程中母乳中的乳糖等物质为大脑发育提供必要的能量物质。②促进肠道发育：新生儿出生时，小肠肠壁薄，通透性高，屏障功能差，大分子物质容易通过肠道黏膜直接进入血液，肠内毒素、消化不全产物和变应原（过敏原）等可经肠黏膜进入体内，引起全身感染和变态反应性疾病。母乳喂养对处于危险期的新生儿提供了非常重要的保护性作用，母乳中的抗体、补体等具有抗感染作用，表皮生长因子（EGF）、转化生长因子（TGF）等对新生儿肠道发育具有促进作用；母乳喂养还有利于新生儿正常肠道微生态的建立。

（4）对婴儿具有远期影响。1998 年，英国营养学专家 Lucas 提出“营养程序化”概念，即在人类发育的关键期或敏感期（包括胎儿期和婴儿期）的营养状况将对机体或各器官功能产生长期乃至终身的影响。婴儿期的营养受限，可导致远期高血压、糖尿病、脑卒中（中风）等一系列健康风险，即“健康和疾病的发育起源（DOHaD）”，简称“多哈理论”。研究结果已经证明，母乳喂养对孩子将来降低血压、血清总胆固醇，预防超重和肥胖、2 型糖尿病，提高孩子智商和学习水平具有重要作用。

（5）促进母婴情感交流。母乳喂养可促进婴儿的感知功能，激发人类独有的感情和高级神经中枢的活动，不仅可促进智力发育，还可使婴儿对母亲产生信任感，建立依恋关系。哺乳过程是一种潜在的母子心灵的沟通，通过母乳喂养，婴儿能够频繁地与母亲进行皮肤接触，有利于母婴情感联系的建立，帮助母亲顺利适应角色转换。

2. 对母亲的好处

（1）促进子宫复旧，减少产后出血。母亲在哺乳期可产生缩宫素（催产素），促进子宫收缩、减少产后出血、加速子宫复旧，促进母亲产后身体的恢复。然而，非母乳喂养的产妇往往需要产后使用人工合成的缩宫素以促进子宫收缩。

（2）迅速恢复体重。产后母乳喂养，特别是按需哺乳、纯母乳喂养，能够大量消耗脂肪，并调整脂肪在身体的分布，协助体型恢复，每天多消耗大于 500 kcal（约为 2092 kJ）热量。连续母乳喂养 6 个月以上时，可逐渐消耗妊娠期储存的脂肪，使母亲的体形逐渐恢复至孕前状态。

（3）降低患病风险。母乳喂养可以降低妇女患乳腺癌的风险。绝经前乳腺癌，其中 25％的患病可能性是由妇女在一生中进行母乳喂养的时间决定的。母乳喂养还可以降低患子宫癌和卵巢癌的风险。

3. 对家庭及社会的好处

（1）母乳喂养是一个很自然的过程，母亲按需哺乳，无需计算奶量。

（2）母乳卫生、温度适合，且“携带”方便，可以随时随地哺乳。

（3）可免去配奶、温奶、洗刷奶瓶及奶嘴等麻烦，并减少购买奶粉的家庭开支。

（二）母乳喂养的方法

（1）母亲洗净双手，将婴儿抱于怀里。

（2）母亲将拇指与其余四指分别放于乳房上、下方，呈“C”形托起整个乳房。

（3）母亲舒适地坐或躺，最好在其腰部和手臂下方放置一软枕，坐位时在足下放一根脚凳，以使母亲放松；婴儿的身体贴近母亲，面向乳房；婴儿的头与身体在一条直线上，婴儿的口对着乳房。

1）侧卧位：适用于剖宫产术后的母亲，以避免切口受到压迫；母亲倍感疲惫，希望在婴儿吃奶时休息或睡觉；乳房较大，利于婴儿含接。

2）搂抱：这是产妇常用的姿势。

3）抱球式：适合于剖宫产的母亲或乳房较大、乳头内陷以及乳头扁平的母亲。

（4）用乳头轻触婴儿的嘴唇，当其嘴张大后，将乳头和乳晕放入婴儿的口中。婴儿的嘴唇应包住乳头和乳晕或大部分乳晕，下巴紧贴乳房。如婴儿不张嘴，需要用乳头刺激其唇部，当嘴张大时母亲快速将乳头和乳晕送进婴儿嘴里。

(5) 哺乳结束时用示指（食指）轻轻向下按婴儿下颏，避免在口腔负压情况下拉出乳头而导致乳头疼痛或皮肤破损。

(6) 如乳汁未吸完者应将乳汁挤出，其方法是：将大拇指放于乳晕上，其余四指放于对侧，向胸壁方向挤压，有节奏地挤压和放松，并在乳晕周围反复转动手指位置，以便挤空每根乳腺管内的乳汁。

（罗碧如）

第九章　性强迫

【本章提要】

- 在大部分情形下，性行为是双方自愿发生的。但是在某些情况下，性与堕落、强迫、侵犯以及侵害相关联，性成为一种剥削、羞辱、伤害他人的手段。在这种情形下所进行的与性相关的活动，统称为性强迫。
- 了解性强迫的相关知识，将有助于大学生们正确应对或帮助他人应对生活中可能遇到的性强迫行为。本章主要介绍性骚扰、性侵犯以及性侵害三方面的主题。

第一节　性骚扰

一、性骚扰的概念

（一）性骚扰的定义

性骚扰（sexual harassment）指性骚扰者以性欲为出发点，以带性暗示的言语或动作针对被骚扰对象，引起对方的不悦感，通常性骚扰者会用肢体碰触被骚扰者的性敏感部位，妨碍被骚扰对象的行为自由并引发其抗拒反应。性骚扰是对被骚扰对象进行性行为的欺凌或胁迫。

1964 年，美国的公民权利法案（the Civil Rights Act）率先将工作场所的各种歧视定为非法，其中包括性骚扰。最初性骚扰被视为性别歧视的一种。最早提出“性骚扰”一词的是美国康奈尔大学的教授林·法利和她的两个同事。1975 年，康奈尔大学的一位物理学家的秘书卡米塔·伍德因无法忍受该物理学家不断向她提出的性要求而辞职，引起了林·法利的关注。法利在康奈尔大学讲授的课程恰好是女雇员为躲避老板非分的性要求而不得不辞职的现象。法利和她的两个同事将这一现象称为“性骚扰”。

美国女法学家凯瑟琳·麦金农（Catharine Mackinnon），首次将性骚扰一词作为法律术语。她于 1979 年出版了《对职业妇女的性骚扰》研究专著，其内容包括一些在工作场所的性骚扰传闻和重大性骚扰案件。同一时期，美国联邦最高法院先后受理了几例涉及工作场合的性骚扰诉讼，因此性骚扰成为法律问题而被关注。

中国直到 20 世纪末期才逐渐引入性骚扰这个概念，之后，它逐渐成为人们关注的话题和研究的课题。20 世纪 80 年代后期，香港地区理论界和妇女团体开始重视妇女受到性骚扰的问题。20 世纪 90 年代以来，中国大陆、香港和台湾地区的研究人员及妇女工作者等，都开始研究针对女性的性骚扰问题，并且在解决性骚扰问题方面进行了积极的努力，产生了重要的影响。在1995年由中国举办的第四次世界妇女大会期间，在以"妇女群体与社会救助"为主题的非政府组织论坛上，探讨了性骚扰问题。此后，对性骚扰行为的关注和研究不断加强。2005年8月通过的《妇女权益保障法》（修正案）规定："任何人不得对妇女进行性骚扰：用人单位应当采取措施防止工作场所的性骚扰；对妇女进行性骚扰，受害者提出请求的，由公安机关对违法行为人依法予以治安管理处罚。"

从此，性骚扰这种在社会上受到极大关注而又长期得不到有效解决的问题，在我国终于有了明确的法律依据，性骚扰问题从司法角度上从此也有了执法依据。但是至今，十多年过去了，性骚扰类型层出不穷，法律上对性骚扰问题的界定也有所扩展。

性骚扰作为一个法律上的概念，其基本内涵具体包括以下几方面：

1. 性骚扰是一个法律术语

性骚扰是法律术语，目的是阻止在工作场所对妇女的侵扰和歧视，同时在立法和法院判决中不断地被再定义和延伸。然而，在工作场所的性行为并不都是性骚扰，且反性骚扰的法律没有延伸到工作场所或学校以外的各种情形，即法律中界定性骚扰的适用范围是工作场所和学校，而不是其他场所。

2. 性骚扰行为的构成要素

通常性骚扰行为由以下四方面构成：

（1）指向特定的行为对象：即性骚扰针对特定人，而非不特定的公众。

（2）内容与性相关：即骚扰人向被骚扰对象发出性相关的信息。

（3）不受欢迎：即被骚扰对象对骚扰行为具有排斥性，无论表面上是接受、屈从还是抗拒。

（4）危害性后果：包括直接现实危害，如身体受损、丢失工作等；间接危害，如长期的心理创伤和巨大的精神压力。

3. 性骚扰发生的常见情形

性骚扰可能发生在各种各样的情形，包括且不仅限于下列的情况：

（1）受害者和骚扰者可能是男人，也可能是女人，且受害者和骚扰者不一定是异性，即男女都可能成为性骚扰者或被性骚扰者，同性之间也可能发生性骚扰。

（2）性骚扰者可以是任何人，如客户、同事、父母或法律监护人、亲属、教师、学生、朋友或陌生人等。

（3）受害者不一定是被直接骚扰的人，也可能是被这种无礼行为影响的任何人。例如，非直接被骚扰者也可能因为这种性骚扰而有麻烦或感到不快，或是成为这种行为的目击者，并受到这种行为的影响。

（4）即便受害者没有受到经济损失或被解雇，性骚扰也可能发生。

（5）骚扰者的行为是不受欢迎的，制造不友善的环境并因此可能影响他人工作表现的行为。

（二）法律对性骚扰的界定和处罚

大部分国家对性骚扰有严格的界定与相应的处罚。澳大利亚在1984年的性别歧视法案中定义了性骚扰；瑞士在 1995 年 3 月 24 日明令规定，禁止在工作场所发生性骚扰；在欧盟，有一项关于性骚扰的指令——骚扰和性骚扰应被视为是对性别的歧视，应被禁止；希腊为响应欧盟指令颁布法律，规定性骚扰是职场中性别歧视的一种形式；丹麦在 2005 年 12 月 21 日的第 1385 号法律中对性骚扰作出界定；在法国，刑法和劳工法典都与性骚扰有关；在德国，性骚扰并不是法定的犯罪行为，在特殊情况下，它可能被作为“侮辱”罪而罚款；俄罗斯在刑法第 118 条存在一项法律，禁止利用办公室的位置和物质上的依赖来强制进行性行为；非洲摩洛哥于 2016 年提出了一项严格的法律，规定对性骚扰的罚款，并可能判处最高 6 个月的监禁；2005 年 8 月通过的《妇女权益保障法》（修正案）规定：“任何人不得对妇女进行性骚扰，用人单位应当采取措施防止工作场所的性骚扰；对妇女进行性骚扰，受害者提出请求的，由公安机关对违法行为人依法予以治安管理处罚。”

总体来说，公认法律上的性骚扰分为两类，即交易性性骚扰和敌意环境性骚扰。

1. 交易性性骚扰

当个人屈从或拒绝性求爱或性含义的行为影响个人的工作聘用或作为聘用的交换条件时，这些行为就是交易性性骚扰。例如，被性骚扰对象对性求爱的同意或拒绝，会与她的工作利益相联系。降低收入的恐吓就是交易性性骚扰的表现形式之一。交换性性骚扰行为的成立需要两个必要条件：一是存在实际的威胁，二是受害者对这种威胁的反应导致被解雇或者降级的证据。交易性性骚扰是在仅有两个人的情况下发生的，在实际中要获得证实较为困难。

2. 敌意环境性骚扰

当骚扰者营造敌意、胁迫或无礼的工作环境（这种性骚扰可能没有导致切实的工作或经济上的损失，即被骚扰者可能没有损失收入或失去升职机会），或者不受欢迎的性行为妨碍被骚扰者的工作业绩，那么就构成敌意环境性骚扰。1986 年美国最高法院确认，敌意环境性骚扰发生在工作场所。在评定某一工作环境是否对女性充满“敌意”时，必须从整体上进行分析和决定。男性雇员进行具有性别歧视的议论，以贬损方式谈论妇女，在同等条件下男性雇员得到优惠权利而女性雇员没有得到这样的权利等，即属于这类。

（三）性骚扰的表现形式

无论是在工作场所或者是学校，还是在其他公众场所，性骚扰主要有以下三种具体表现形式。

1. 口头方式

口头方式如用下流的语言挑逗对方，向对方讲述黄色笑话、色情内容或个人的性经历，评价他人的衣着、身体或者性活动等。

2. 行动方式

行动方式如色眯眯地看着或者注视对方的身体；进行亲吻、触摸、拍打、捏掐或摩擦他人的身体，如乳房、腿部、臀部、阴部等性敏感部位；袭击他人的身体等不受对方欢迎的行为。

3. 设置环境方式

在周围环境中布置淫秽图片、广告等，使对方感到难堪；为达到性目的而施加轻微压力，明确或暗示地以他人的工作或学业状况为要挟，索求性利益等方式。

（四）性骚扰者的分类

根据不同的情形，性骚扰者的分类不同。如根据骚扰者的私密与公开程度来分类，可以分为私密的骚扰者和公开的骚扰者。前者在一般情况下在众人面前表现出一种克制的、可敬的形象，一旦与被骚扰对象单独相处时，则实施性骚扰行为。而公开型骚扰者对他的骚扰对象的态度是公然的，不在意周围人群的看法或言论。此外，根据行为和动机各不相同，还可将性骚扰者分为以下四种不同类型。

1. 支配型骚扰者

支配型骚扰者是一种最常见的类型，这类性骚扰者认为他们的骚扰行为是一种自我提升。

2. 掠夺型骚扰者

通过羞辱他人来获得性刺激，可能参与性勒索，并且有可能进行性骚扰，观察目标的反应，不抵抗的受害者甚至可能成为被强奸的目标。

3. 特权型骚扰者

特权型骚扰者通过性骚扰寻求在身体或工作上的特权，如一个男人在男性占主导地位的职业中骚扰女性雇员。

4. 街头型骚扰者

性骚扰者在公共场所对陌生人实行性骚扰，包括言语和非言语行为，常见的形式有对性行为的评论、对外表的评论。

（五）性骚扰的发生场所

性骚扰可能发生在各种各样的场所，如工厂、学校等，甚至是网络这样的虚拟场所中。从现象学角度可以将性骚扰发生场所分为以下五类。

1. 来自电话和公共场所的性骚扰

通过电话实施语言上的性骚扰。例如，性骚扰者随机或有意打电话给其目标对象进行性骚扰，使其产生不悦感。公共场所性骚扰大多发生在公交车、地铁、电梯、电影院、酒吧、公园。例如，性骚扰者公然在公交车上触摸被骚扰者的身体敏感部位。

2. 来自工作场所的性骚扰

同事之间发生的性骚扰事件中，多发生在老板对雇员或上司对下属，尤以女秘书居多。骚扰者大都受过较好的教育，骚扰时虽然也多出于游戏心态，却比一般骚扰者的表现要“高级”且“彬彬有礼”。此种骚扰者大都把女性视为“消费品”，且因明显的利益关系，他甚至认为女人喜欢这种骚扰，并把这种骚扰当作自己的“专利”。具体表现多样，既有利用在一起工作的机会讲黄色笑话等，也有利用工作之便对女性进行搜身等侮辱行为，还有利用女性的从属地位，以升迁、加薪等为诱饵进行的性骚扰。

3. 来自家庭的性骚扰

这类性骚扰发生的基础是双方存在亲属关系，或者发生在同一居住环境的人之间。

例如，家庭成员之间，常见的形式有父女、兄妹、公公与儿媳等的性骚扰。另外，随着离婚率的增加，在曾经有过婚姻关系的男女之间，离婚之后也易发生性骚扰。

4. 来自校园的性骚扰

这类性骚扰主要发生在教师之间、师生之间、同学之间。例如，教师利用自己管理、教育学生的便利条件，对学生进行性骚扰，近年频频有新闻曝光，幼儿园、小学、初高中甚至大学教师性侵学生。另外，学校外的性骚扰是由于一些学校的社会治安环境不良，造成一些社会闲散人员甚至是犯罪人员到校园内对学生进行性骚扰。

5. 来自网络的性骚扰

随着互联网的出现与快速发展，包括性骚扰在内的社交互动越来越多地出现在网络上，如发生在交友软件、语音视频、网络直播或游戏中。根据2014年皮尤研究中心的在线骚扰统计数据显示，年龄在18岁到24岁之间的被调查对象中，有13%的男性和25%的女性在网上遭遇过性骚扰，受害者并不是唯一受到该种伤害的人，还有社交媒体平台上因目睹了这种现象发生的许多其他用户。

（六）性骚扰等级

台湾一本名为《小红帽随身包》的校园反性骚扰行动手册，从分类学角度将女性的性骚扰划分为以下五个等级。

1. 性别骚扰

性别骚扰是最广义的性骚扰，即各种带有性含义、性别歧视和性别偏见的言论以及侮辱、贬低、敌视女性的言论，包括一切强化女性是二等性别的言行。

2. 性挑逗

性挑逗行为是指一切不受欢迎、不合时宜或者带有攻击性的口头或身体上的挑逗行为，包括讲黄色笑话、公开展示色情图片、掀女性裙子、抚摸女性的胸部或外阴等性器官的行为。

3. 性贿赂

性贿赂是指将性服务作为交换手段或条件以获得性利益的行为。例如，上司把要求约会、占性便宜作为允诺加薪、升迁的条件，或者教师将加分、及格作为性贿赂的条件。

4. 性要挟

性要挟是指通过威胁或者霸道的手段，强迫被骚扰者进行性行为或提供性服务的行为。不仅适用于工作场所或校园中男性对女性的胁迫，也包括约会中在对方不愿意的情况下强行接吻、强留或者强迫性行为。

5. 性攻击

性攻击指强奸以及任何造成肢体伤害的暴力动作或异常的性行为。

上述分级存在一定的局限，如“性要挟”和“性攻击”两个等级的性骚扰，似乎已超出了通常理解的性骚扰范围。按照我国的法律，“性要挟”和“性攻击”行为已属于强奸行为。

（七）性骚扰对受害者的影响

性骚扰可能给受害者带来各种各样的后果，包括抑郁、焦虑、羞耻、受辱感和愤怒。严重的或长期的性骚扰可能给受害者留下与强奸或性侵犯相同的心理影响。总的来说，性骚扰行为对受害者产生的危害主要表现在以下几方面。

1. 损害受害者的精神健康

在大多数情况下，性骚扰对受害者造成的主要危害表现在精神方面，给受害者造成了沉重的精神负担。突出表现为两个方面：一是导致受害者产生多种消极情绪和严重的情绪创伤，背上沉重的心理负担，使自信心和自尊心下降，经常体验到情绪紧张、烦躁、内疚、困惑、恐惧等，容易产生悲观、沮丧甚至绝望的情绪。二是受害者建立和保持人际关系的能力下降。因为遭受过性骚扰的受害者，易产生对他人的不信任感，这种心理的泛化会使受害者对周围的人都持猜疑、不信任的态度，这种心态会严重影响其人际关系，给他们适应社会生活带来困难。

2. 损害受害者的身体健康

在遭受性骚扰后，会对受害者产生近期和远期的健康损害。近期的损害体现在受害者会产生消极情绪体验和相应的身体反应，包括头痛、恶心、消化不良、梦魇、盗汗、失眠、紧张、浑身无力等；远期的损害体现在受害者的身体健康因消极情绪的长期存在而受到严重影响。在极少数严重的情况下，持续进行的或者是后果严重的性骚扰，可能会引起受害者的自杀念头，甚至最终导致受害者自杀。

3. 损害受害者的人格和名誉

人格和名誉是个人权益的重要方面。被人提出性要求或被人强迫实施性行为，会严重伤害受害者的人格和名誉，降低其在社会中的威信和评价。

4. 造成受害者的经济损失

性骚扰往往会给受害者造成极大困扰，进而影响受害者的工作效率，无法取得优异的工作业绩，影响其取得正常的经济收入。同时，性骚扰者在企图进行性骚扰时，往往利用自己掌握的经济权力对受害者进行要挟，如果受害者拒绝或者不能忍受性骚扰，性骚扰者就会致使受害者经济受损。

5. 影响受害者的职业发展

性骚扰会不同程度地影响受害者的职业发展，性骚扰者通过允诺给受害者提供工作职位、加薪、晋升等条件，对受害者进行性骚扰，把获取这些职业发展作为进行性骚扰的交换条件，剥夺受害者的正当利益。如果受害者不能忍受性骚扰，就有可能失去这些应该或者可以得到的职业发展机会，从而影响受害者的职业发展。例如，有的受害者不堪忍受上司的性骚扰，忍痛辞去自己喜爱的工作；有的受害者拒绝上司的性骚扰之后，被上司以似是而非的理由解雇、辞退或者开除。即便是轻微的性骚扰也会通过影响受害者的情绪状态，进而影响受害者的注意力，使其不能集中精力完成业务工作，在工作中经常出现分心、精神涣散现象，妨碍其取得工作成绩。

6. 影响受害者与异性交往或婚姻关系

遭受性骚扰的受害者可能会对异性产生敌视心理，对性行为产生恐惧感。一些已经有固定异性朋友的受害者，也有可能被其异性朋友抛弃，使正常的恋爱关系难以存续；对未婚女性而言，这种经历会使她们对男性的评价降低，难以对男性产生亲近感、信任感，不利于他们开展正常的异性交往；还会使她们的名誉遭受严重损害，会使她们以后难以找到合适的异性朋友，从而难以建立婚姻家庭；对已婚女性来讲，性骚扰经历会影响夫妻性生活，容易造成夫妻感情恶化。她们遭受性骚扰的经历，有时难以得到配偶的理解，或者即使得到配偶的同情，也会使婚姻关系蒙上阴影使受害者在配偶心目中的地位下降，从而影响婚姻关系的稳定。

（八）性骚扰的预防及应对

1. 性骚扰的预防

在日常生活中、工作中、学校中以及其他私人或者公共场合，预防性骚扰的措施主要包括以下几方面。

（1）避免单独或独自与多名男性出入暧昧场所。

（2）若与男性共赴晚餐或其他聚会，挑选对面而坐的单独座位，避免双人座位。

（3）时刻谨记，不要轻易相信任何人。

（4）警惕不熟悉人或陌生人的食物、饮料、香烟等。

2. 性骚扰的应对

受害者在遇到性骚扰行为时，首先要保持头脑冷静，不要惊慌失措。性骚扰行为初始阶段往往是试探性的，其发展和结果取决于双方之间后续的相互作用。性骚扰者开始时会用一些带有性意味的言行试探对方的态度，如果对方表明自己不欢迎这类言行，很多性骚扰者就会停止自己的行为。如果性骚扰者不顾对方态度、执意强行采取进一步骚扰行动的话，只要受害者保持头脑冷静、沉着机智，就能找到应付对策，摆脱困境，保护自己免受进一步侵害。

在公共场合被性骚扰时，应大声斥责，切忌忍让。性骚扰是不能容忍的。受害者在遇到性骚扰行为后，要避免自己产生罪恶感，要认识到明目张胆的性骚扰行为是由对方进行的，自己是受害者，完全可以理直气壮地反击。如果将性骚扰行为暴露，性骚扰者会受到应有的惩罚。

对已经受到性骚扰的受害者，通过压力管理和治疗、认知行为疗法以及朋友和家人的支持等方式，可以帮助受害者克服因性骚扰产生的心理影响，重新获得社会认可、恢复能力及健康的情感，建议对受害者立即进行心理咨询。

需要指出的是，自我治疗可能不会释放压力或消除创伤，简单地向有关部门报告也可能不会达到预期的效果，还有可能被忽视，甚至会进一步加重受害者的反应。在后续的学校和工作场所的性骚扰中还会具体叙述在特定场所如何应对性骚扰。

二、学校中的性骚扰

性骚扰以各种形式普遍存在，它不一定开始于成年期，可能早在儿童期或少年期就已开始，在幼儿园、小学、中学及大学里都会存在性骚扰行为。

（一）中小学里的性骚扰

在中小学，男生会以“闹着玩”为由“戏弄”“调戏”女生，如给女生起不适宜的绰号、传播性方面的谣言、讲黄色笑话等，这是一种较常见的行为。如果仅仅把这种行为定义为戏弄或调戏，那它的影响会被削弱；但如果把这种行为定义为性骚扰，那么它的影响则不容忽视。

国内外相关研究结果表明，儿童性虐待的首发年龄大约有50%是在11岁以下。国内学者曾对某所卫生学校的892名在校女生就儿童时期性虐待经历进行调查，结果发现其中有25.6%的在校女生报告自己在16岁以前经历过非身体接触或身体接触的性虐待。以及另一项对某所高校的1895名大学生进行儿童期性虐待情况的调查，学生中经历过儿童期性虐待的达到24.10%，其中男生为27.18%，女生为20.19%。此次调查还发现儿童期性虐待的首次发生年龄仅为4岁。

一项对2064名8~11年级美国学生关于性骚扰的全国调查的结果发现，几乎所有的学生（96%）都说知道什么是性骚扰。83%的女生和79%的男生都报告在学校曾遭到某些形式的性骚扰，其中大多数发生在同龄之间。不论是市区、郊区还是农村的学校，都有超过25%的学生经常被性骚扰。将近85%的被调查学生报告在他们的学校里存在学生间的性骚扰，将近40%的学生报告在他们的学校里存在教师或教工性骚扰学生的现象。大多数的性骚扰发生在教室或走廊内；最常见的性骚扰的形式是进行性方面的评价、讲黄色笑话、做挑逗性的手势或眼神，含有性意味地触摸、抓握或捏拧，带有性意图地故意发生身体接触。33%的女孩和12%的男孩因受到性骚扰而不愿意去学校。

性骚扰对中小学生而言会造成严重的身心伤害，特别是师生之间的性骚扰，教师可以凭借自己的地位和权力对学生进行诱导和威胁，而中小学生尚未成年，不具备完善的判断能力，性骚扰会对其未来发展造成长远的伤害。遭受性骚扰还包括许多其他不良后果，在学业方面，被性骚扰的学生会在课堂上变得沉默，在学校里难以集中注意，留在家中或逃课，以及在考试中成绩下降；在情绪方面，性骚扰带来的最常见的后果，包括感到难堪、羞怯、变得不自信以及恐惧。性骚扰对男生和女生都会造成影响，但是对女生的影响更严重。

（二）大学中的性骚扰

大学校园中的性骚扰日渐引起人们的重视。2005年，美国大学女性联合会（American Association of University Women，AAUW）进行了一项关于大学校园内性骚扰的网上问卷调查。这次调查覆盖就读于公立学校和私立学校、修习两年制和四年制课程的学生，共收集到2036名18~24岁的大学生的反馈信息。其中，超过一半的女性学生（62%）和男性学生（61%）报告他们曾在大学期间遭受过口头或者身体上的性骚扰。在学生们报告的性骚扰类型中，最为常见的是性评价和性玩笑。遭受到性骚扰的女性学生当中，1/3说她们感到恐惧，1/5表示她们因为性骚扰而对大学生活失去信心。尽管许多学生对遭遇性骚扰感到困扰，但是仅7%的学生向学校教师或员工报告过。问卷调查中，约1/3的女性和略超过一半的男性承认曾经性骚扰过其他人，他们那样做主要是因为觉得比较新鲜、有趣。

此外，男女同性恋、双性恋和跨性别的学生（Lesbians、Gays、Bisexuals、Transgender，LGBT）（73%）相比于异性恋学生（61%）遭遇到更多的性骚扰，并且也更为频繁。不仅如此，LGBT学生比异性恋学生更易因为性骚扰而感到难堪（61%：45%）、愤怒（67%：42%）、恐惧（32%：20%）或者自信心受到影响（42%：25%）。60%的LGBT学生表示他们已经采取行动来避免性骚扰，9%的LGBT

学生表示他们曾因性骚扰而转学。

原国家卫生与计划生育委员会和中国计划生育协会于2016年9月26日在北京发布《大学生性与生殖健康调查报告》。本次调查共获得17 966份有效问卷，覆盖来自东、中、西部地区的130余所高校。调查对象的平均年龄为20.2岁，六成受访者为女生。《报告》显示，35.1%的调查对象曾遭遇过性骚扰，其中以“关于性的言语上的骚扰”最为常见，其次是“被他人强迫亲吻或触摸隐私部位”。从性别来看，34.8%的女性曾遭遇过性骚扰，男性人群中这一比例为35.6%。《报告》表明，青春期是性暴力或性骚扰发生的高峰期，童年期与上大学后遭受性骚扰的情况基本持平。对女性而言，实施性骚扰者主要为男（女）朋友（25.6%）、同学或普通朋友（21.1%）、陌生人（19.6%）和网友（13.8%）；而对男性大学生而言，实施性骚扰者为同学或朋友（38.9%）、男（女）朋友（25.6%）和网友（6.7%）。大多数学生，尤其是女性学生，因为性骚扰而感到学习困难或担心成绩。如果骚扰者是决定成绩的教师，学生就会担心投诉的后果。他（她）们采取的对策可能是避开骚扰者所授的课程，或者选择其他指导教师。在极端情况下，情绪上的影响可能像强奸受害者一样严重。

美国大学女性联合会（AAUW）主张：“一个容忍甚至鼓励不恰当言语或身体行为，或是阻碍学生举报这些行为的大学校园，将侵蚀数百万青年男女的情感、智力和职业的发展。”性骚扰严重影响大学生的生活，导致受害者形成一些特定的行为，并且将其带入未来的职业生涯和更广泛的社会生活中。此外，AAUW指出，大学校园性骚扰对女性学生影响特别严重，使她们更难获得自己和未来家庭所需的教育。

（三）学校内性骚扰的防范和对策

美国大学女性联合会（AAUW）主要针对学生提出了以下防范和对策（中国各级学校也可从中总结和借鉴，制订适宜于中国国情的防范性骚扰的对策）：

（1）警告性骚扰者立刻停止他/她的行为。明确告诉他/她你讨厌其所作所为，如果你觉得直接面对性骚扰者感到不舒服，可以用文字告诉他/她。

（2）主动将性骚扰事件告诉家长、老师或学校负责人，对事件处理要有耐心和执着的态度。如果第一位学校领导没有回应性骚扰事件，继续找另外的领导，直到引起某位领导重视并采取行动为止。无论是被同学还是成年人性骚扰，学校均有义务维护受害者的权利和采取必要的行动。

（3）时刻牢记性骚扰是错误的、违法的和应当被制止的。不要相信他人说发生性骚扰是你的过错。不要对正在发生的性骚扰事件袖手旁观，也不要指望它会自动停止。

（4）时刻牢记你正在约会的人、你过去约会的人或希望和你有某种关系的人都会有可能对你进行性骚扰。如果你感到恐惧、不安或因被某人用某种方式“挑逗”感到了威胁，告诉你信任的朋友或成人以获得帮助。

（5）记录性骚扰经历，因为这将在你需要的时候帮助你回忆起某些细节。或者通过将自己的感受写下来，缓解压抑的情绪。如果骚扰你的人给你任何纸条、电子邮件或信息等，将它们保存下来，因为这些东西可能成为之后证实性骚扰事件的证据。

（6）帮助受害者和干预任何你所目击的性骚扰事件，并告诉周围的人，不要做旁观者。

(7) 了解和掌握学校性骚扰防治规则，它会教你如果经历性骚扰或目击性骚扰该怎样应对和作证。

三、工作场所的性骚扰

(一) 工作场所性骚扰的界定

美国平等就业机会委员会（Equal Employment Opportunity Commission，EEOC）将工作场所性骚扰定义为“不受欢迎的亲近、性要求，以及其他基于性的言语或身体的侵扰行为，而屈从或拒绝会直接或间接地影响受害者的就业，不合理地干涉到受害者的工作或导致胁迫、敌意或攻击性的工作环境”。

工作场所的性骚扰问题很复杂，因为工作环境和大学一样是成年人遇到未来伴侣的最重要场所，所以与性相关的交流或互动经常发生。调情、恋爱和外遇在工作场所中都很常见。调情和性骚扰的界限可能是最不易清晰区别的，特别是对男性而言。很多女性在受到性骚扰很久后才意识到。她们报告，当她们意识到之后除了觉得自责和羞耻外，还会觉得自己太幼稚、太轻信。随着女性对性骚扰的了解，她们能学会判定哪些行为属于性骚扰。在工作场所的性骚扰事件中，79%的受害者是女性，21%是男性，其中51%的人被上司骚扰，38%的受害者被更高级别的人骚扰。商业、贸易、银行及其他金融机构是性骚扰发生率最高的行业，12%的人表示如果不接受他们性骚扰的要求就会受到解雇的威胁。

在美国的工作环境中，骚扰者可以是受害者的主管、另一个领域的主管、同事或者客户，并且被骚扰者或受害者可以是任何性别。对许多企业或组织来说，防止性骚扰，并为员工提供性骚扰指控，已成为法律决策的重要目标。

根据2000年雇佣法联盟（Employment Law Alliance）对1000名美国劳动者所做的调查，21%的女性在工作中遭到性骚扰，而男性只有7%。两成受访者表示在工作环境中见过上下级之间的暧昧关系，有近2/3的人说工作环境中的暧昧关系导致了偏袒或士气低落。这项调查主要关注工作环境下的暧昧关系，这是一个包括潜在性骚扰的议题。多于半数的人说如果下属拒绝与上司发展暧昧关系，就会遭到报复。雇佣法联盟的首席执行官斯蒂芬·赫希菲尔德（Stephen Hirschfeld）指出，更多的公司正在制定新规章来禁止工作场所的暧昧关系，无论这种关系双方是否自愿。

性骚扰在传统上以男性的行业中最为普遍，如建筑业、货运业、警方以及军队特别排斥女性的参与。在这些行业中，性骚扰作为一种手段，用以对女性施加控制和维护男性统治地位。例如，非洲裔美国女性救火队员报告性骚扰的比率很高。美国最高法院基于性骚扰可能来自同事，也可能来自管理人员的认识，在近年裁定，即使公司对管理人员的行为不知情，雇主也要对其行为负责。尽管大多数的性骚扰是男性骚扰女性，但是男性也可能成为性骚扰的受害者，此类性骚扰可能来自女性或者其他男性，男性也可以因性骚扰起诉其他男性。

在中国，全国总工会女职工委员会进行了课题调研，并于2015年就工作场所性骚扰问题进行提案。在提案中，总工会总结女性被性骚扰后不愿举报的原因：一是取证困难，以及社会偏见影响受害者举报；二是防治性骚扰的法律和企业规则不完善，影响女工的投诉意愿；三是部分女性自身对性骚扰负有一定责任。提案认为，受害女性的沉默和隐忍不应成为我们漠视工作场所性骚扰行为的理由，打破这种沉默，维护受害女性的人身权益，建立和完善用人单位监管制度是防止和遏制性骚扰的最有效、成本最低的方式。总工会建议：进一步总结和完善建立工作场所防治性骚扰机制的经验；加大宣传力度，总结推广各地成功经验；结合当前实施依法治国的有利时机，推动完善地方性法规政策。

（二）工作场所性骚扰的防范和对策

美国反性骚扰机构对遭受工作场所性骚扰的受害者做出如下建议，值得我们学习借鉴。

1. 不要责备自己

要意识到，性骚扰者更多地在于实现自己的控制欲，他们的性需求在其次。不要认为是你自己的行为引起了性骚扰。然而，在中国，社会比较普遍地认为可能是由于受害者自己的某些言行对性骚扰者起着“激发”和“刺激”作用，而受害者本人也往往对此感到羞愧和自责。这种观点应得到纠正。

2. 理直气壮地拒绝和反对

当受到性骚扰时，明确申明性骚扰者的行为使自己感到厌恶。如果骚扰者仍然继续，要将你的反对意见写下来，特别是要将骚扰行为详细地写下来，还可以将性骚扰事件的日期、时间、地点、行为、性骚扰者的言行、你自己所表达的反对意见和目击证人用日志或日记的形式记录下来，或使用微型录音机、数码录音笔等来收集证据等。

3. 不要保持沉默

应将性骚扰事件主动告诉朋友和家人，得到他们的关心和支持。在中国文化背景和社会环境下，一般对性骚扰受害者的理解和同情心不够，这是许多受害者保持沉默的原因之一。男性受害者更不愿意“泄露”自己受到性骚扰的事件，因为大多数人不会相信男性会受到性骚扰。

4. 把性骚扰事件告诉周围同事

若在工作场所受到性骚扰，在一般情况下性骚扰者会重犯。将被骚扰的事件告诉同事，你的同事会支持你并为你提供保护。如果他们足够警觉，他们可为你所受到的性骚扰作证。

5. 将性骚扰事件告诉工会的工作人员

如果你确信所在机构的工会不会对性骚扰事件做出适当的反应，可以与所在机构的职工代表联系。另外，还可寻求工会领导帮助。中国工会是职工利益的代表，要主动告知工会，使所在单位领导明确他的责任，使他明确性骚扰事件真相以及给他阻止性骚扰的机会。

6. 要坚持所提出的“解决方案”对自身没有负面影响

例如，领导可能提出将你从性骚扰者身边调离。如果新工作是在不方便的地方，或对你的资历权利或提升机会不利时，你有权利坚持让性骚扰者承担这个结果，而不是你来承担。

7. 尽量在工作机构解决问题

中国法律诉讼也存在“诉讼风险”，即万一“官司”打输，自己必须承担损失。既然法律诉讼成本昂贵，受害者还要承受时间的煎熬和进一步的可能伤害，就要尽力争取在自己所工作的机构解决问题。如果问题仍然不能得到解决，可以采取下列方法：

（1）向上一级机构或组织、政府的信访办提出控诉；

（2）向有性骚扰案件代理经验的律师咨询，中国各个地方还有法律援助机构可以给经济困难者提供法律援助；

（3）如果性骚扰者的行为包括袭击、殴打或强奸，可以向警察提供其犯罪证据，提出对性骚扰者的犯罪指控。

第二节　性侵犯

一、性侵犯的概念

性侵犯（sexual aggression）是指使用任何手段进行的一切违背他人意愿的与性相关的行为，包括露体、窥淫、抚摸、口腔/生殖器性行为、阴茎/阴道性交以及肛交。这里的手段包括运用争辩、精神压力、酒类或药物、职权或者暴力等方式。当前的研究把强奸视为一种性侵犯，强奸的定义没有包括男性作为受害者的情况，而性侵犯则将女性和男性作为受害者的情况都包括在内，也包括了同性恋男女作为受害者的情况。强奸一定是性侵犯，但性侵犯包含的却不限于强奸。性侵犯的内涵更为广泛，只要是违背他人意愿，与其进行有关于性方面的活动即为性侵犯，不限于是否发生在异性之间，也不限于是否发生性关系。

性侵犯的易发时间和场所如下：

（1）夏季是女性容易遭受性侵犯的季节。由于夏季气温比较高，女性衣着较单薄，裸露部分较多，对异性的刺激增多，从而容易引发性侵犯的歪念。同时，夏季的天气炎热，女性夜生活时间延长，外出机会增多，这也让许多不法分子有机可乘。

（2）夜晚是受害者容易遭受性侵犯的时间。夜间较弱的光线为犯罪分子作案提供了掩护，因此，女性在夜间应尽量减少外出。若夜间外出，应尽量找人陪同，避免独自外出。

（3）公共场所和僻静场所是女性容易遭受性侵犯的地方。公共场所如商场、礼堂、舞池、游泳池、车站、码头、影院等人多拥挤时，不法分子便有机可乘；而僻静之处，如公园假山、树林深处、夹道小巷、楼顶露台、没有路灯的街道楼边、下班后的电梯内等，无人的环境使孤立无援的女性容易受到性侵犯。

二、性侵犯的种类及其影响

（一）性侵犯在刑法中的分类

性侵犯在刑法中包括强制猥亵妇女、儿童和强奸两类。

1. 强制猥亵妇女、儿童

强制猥亵妇女、儿童是指以刺激或满足性欲为目的，违背妇女、儿童的意志，用暴力、胁迫或其他方法针对妇女、儿童实施的违反正常性行为秩序的污秽行为，既包括直接对妇女、儿童实施猥亵行为，也包括强迫妇女、儿童自行实施或者强迫其观看他人的猥亵行为。

2. 强奸

(1) 强奸的含义：强奸的广义含义是指违背他人的意志，使用任何手段与他人强行发生非法性关系。这里说的任何手段包括非强暴手段和强暴手段，非强暴手段包括殴打、捆绑、掐脖子、堵嘴、醉酒、熟睡、智愚、口头威胁、利用权势地位等手段；强暴手段指危及受害者人身安全、人身自由，使受害者处于不可抗拒状态的一切行为。西方某些国家的法律使用广义的强奸定义，在广义强奸定义之下，男性与女性都可以成为强奸行为的加害者或受害者。狭义的强奸特指男性使用非暴力或暴力手段，违背女性的意志，强行与其发生性交行为。中国法律采纳的是狭义的强奸定义。根据我国新刑法的具体规定，进行强奸行为的加害者是年满 14 周岁的男性，而强奸的受害者是年满 14 周岁的女性，男性均不成为强奸的受害者。但随着中国社会环境的变化，社会生活、法理和法律实践不断证明，我国也有必要采纳广义的强奸定义。因此，本书中所论及的强奸，均从广义的角度予以阐述。

(2) 强奸的类型：按照实施方式，强奸的类型大致可以分为攻击型强奸、淫欲型强奸和冲动型强奸三类。前两类强奸都具有事先谋划的性质，强奸者对实施强奸的时间、地点、对象和过程都有明确的安排和目的，因此危害性更大。心理学、社会学和犯罪学的研究结果发现，强奸者的动机并不一定都是为了满足性欲，还有如仇恨、控制对方的动机等。

按照强奸者和被强奸者是否相识进行分类，强奸的类型分为陌生人强奸和熟人强奸两类。美国的统计表明，熟人强奸的发生率远高于陌生人强奸，熟人强奸分类中尤以约会强奸的发生率最高。约会强奸，即约会双方已经相互认识或短暂相识，或曾经约会过，即便约会双方曾经自愿地发生过性行为，但只要在本次约会发生强迫性交，就是约会强奸。约会强奸在中国还没有得到足够的认识，发生在约会时的强奸，双方常常是熟识的朋友，因此约会强奸往往不会被意识到或以私下和解的方式处理，而不会通过法律途径来解决问题，社会大众因此也较少耳闻此类案件。

（二）性侵犯的主要形式

根据性侵犯的动机和手段，性侵犯的主要表现形式可以归纳为以下六类。

1. 宗教型性侵犯

联合国报告指出，全球数以万计的儿童曾多年遭受基督教神职人员的性侵犯。

2. 暴力型性侵犯

暴力型性侵犯是指犯罪分子使用暴力和野蛮的手段进行性侵犯。

3. 胁迫型性侵犯

胁迫型性侵犯是指利用自己的权势、地位、职务之便，对有求于己的受害者加以利诱或威胁，从而强迫受害者与其发生非暴力型的性行为。

4. 社交型性侵犯

社交型性侵犯是指在自己的生活圈子里发生的性侵犯，与受害者约会的大多是熟人、同学、同乡，甚至是男朋友。

5. 诱惑型性侵犯

诱惑型性侵犯是指利用受害者追求享乐、贪图钱财的心理，诱惑受害者而使其受到性侵犯。

6. 滋扰型性侵犯

滋扰型性侵犯是指用污言秽语或不受欢迎的行为对受害者进行调戏、侮辱等性侵犯。

（三）性侵犯的影响

性侵犯对受害者在生理上和心理上均会造成伤害。

1. 生理上的影响

在生理上，被性侵犯者可能出现腹痛、恶心、头痛、失眠等不适症状；被迫经历痛苦性交的人可能会出现腹痛或出血，甚至可能会感染性传播疾病；一些女性会遇到生殖系统问题，如月经不调和痛经；还可能遇到性生活障碍，性生活兴趣和乐趣降低，甚至会造成性交恐惧。

2. 心理上的影响

性侵犯对受害者所产生的心理冲击可能持续数天、数月、一年或更长，而且绝不会被遗忘。每每回忆起受侵犯的经历，受侵犯者便会处于惊恐状态，有时可能会在不同的场景中反复回想她/他的痛苦经历。此外，受害者还可能出现强奸创伤综合征。强奸创伤综合征的概念是由美国的一名护士伯吉斯和社会学家霍姆斯特于 1974 年提出的。强奸创伤综合征的发展包括两个阶段：第一个阶段称为急性期，即在被强奸后的几周之内，受害者表现出明显的恐惧、自责、羞耻和自卑，也有的受害者竭力压抑这些情绪而表现出麻木冷漠、行为呆滞迟缓；第二个阶段称为重组期，即急性期后的一段很长的时间（往往持续几个月甚至几年、几十年），受害者的情绪逐渐平缓，但是仍旧有许多遗留下来的心理问题，包括长期对异性存有不信任感、不安全感以及失去自信等。

第三节　性侵害

一、性侵害的概念

性侵害（sex abuse）是指加害者以甜言蜜语、金钱、威胁、权力或暴力，引诱胁迫他人与其发生性关系，并在性方面对受害者造成伤害的行为。一般认为，只要是一方通过语言的或形体的与性内容相关的暗示或者侵犯，给另一方造成心理上的反感、压抑和恐慌，都可构成性侵害。由于两性的社会地位和角色不同，性侵害的对象常以女性居多。本节将对性侵害中的家族内性侵害和儿童性侵害展开详细介绍。

二、家族内性侵害

家族内性侵害（intrafamilial abuse）是指有血缘关系的人或有继亲属关系的人所施行的性侵害。家族内性侵害可能涉及血缘亲属（最常见的侵害者是父辈男性亲属和祖父），以及继亲属（最常见的是继父和异父/母的兄弟）。一些研究者认为父亲－女儿（包括继父－女儿）性侵害是最常见的，其他一些学者则主张兄弟－姐妹性侵害最为常见，还有一些研究者认为父辈男性亲属所为的乱伦最为常见。乱伦一般定义为亲属关系过近而不可合法结婚的人之间的性行为（通常理解为父亲－女儿、母亲－儿子或者兄弟－姐妹的组合）。

（一）父亲－女儿性侵害

父亲－女儿性侵害是对受性侵害者创伤最大的性侵害之一，父亲包括亲生父亲和继父。从法律的角度来看，猥亵、强奸女性的行为已经构成犯罪，当侵犯的对象是幼女时，按律应从重量刑。此类侵害不仅会对女孩的身体造成伤害，还会给女孩带来极大的精神伤害和巨大的心理阴影，对孩子的健康成长产生极大的消极影响，受害儿童往往会表现出对家庭或某个家长的特别怨恨或惧怕。

一项研究指出，在有被父亲性侵害经历的女孩中，54%的受侵害女孩对此极受困扰，而被家庭中其他成员性侵害的女孩中，报告了相同程度感情困扰的比例为25%。也就是说，遭受父亲性侵害的女孩报告深受困扰的比例更高。在另一项对40名男性和44名儿童的父女乱伦研究中，调查了父女双方对于乱伦事件的回忆和诠释，父女双方都认为这样的性接触起源于既有的亲子互动，但因对性活动的想法产生分歧从而发生了关系。许多父亲指出他们的想法被性满足、控制、权力和愤怒等意念所占据，女儿们则表示她们感到难以置信、困惑、内疚和愤怒。父亲们表示知道自己的行为是错误的，许多父亲说他们完全误读了女儿对性行为的反应，但是很少有父亲担忧会因性侵害女儿而受到法律的制裁。

（二）父辈男性亲属对女性的性侵害

美国社会学和女性主义研究者黛安娜·罗素（Diane Russell）和美国性学家阿尔弗雷德·金赛（Alfred Kinsey）的研究发现，最常见的家族内性侵害是父辈男性亲属施于女性的性侵害。在罗素的研究中，大约5%的女性曾被她们的父辈男性亲属侵犯，略高于被父亲性侵害的概率。从性行为的种类和强制力度来看，这种性侵害的严重性相对于父亲性侵害女儿较轻，但同样应该受到法律的制裁。此类性侵害致使很多受害者感到极大的困扰，25%的受访者表示因遭受性侵害而使感情受到了长期的影响。

（三）兄弟－姐妹性侵害

不少研究者倾向于认为，兄弟－姐妹性侵害是同胞之间自愿而无害的性探索或者性游戏，然而，这些研究者通常没有区分侵害型与非侵害型性活动。一项对于参加乱伦受害者支持小组的女性的研究结果表明：兄弟－姐妹乱伦与父女乱伦一样危害严重。黛安娜·罗素在她的研究中指出，兄弟－姐妹性侵害事件中，男孩的平均年龄为17.9岁，女孩的平均年龄为10.7岁，他们之间存在明显的年龄差距，使两者不能被看成同龄人。

年龄差距意味着显著的权力差距，并非所有的兄弟－姐妹之间的性活动都是“你情我愿”的，而可能是在使用了相当大的强制力后才会发生。在大多数兄弟－姐妹性侵害案例中，多由男孩发起性接触，并且在性接触的过程中充当主导者。因此，兄弟－姐妹乱伦无害且自愿的观点可能是一个误解。

三、儿童性侵害

（一）什么是儿童性侵害

在全世界范围内，亲属和非亲属所为的儿童性侵害都广泛地发生着。在中国，儿童性侵害现状也不容乐观。

1. 儿童性侵害的含义

儿童性侵害（child sexual abuse）是指发生在成年人与儿童之间的任何性接触。一种更广泛的定义还包括没有身体接触的一些行为，如对儿童在性方面的侮辱和伤害。这种侮辱和伤害行为所包含的条件包括以下三方面：第一，被实施对象是青春期前的儿童，实施者是具有性活动主观动机的成年人或已经开始性发育者；第二，在客观上对儿童进行具有性刺激效果的行为，或尽管儿童本人未产生性的肉体反应，但通常被认为具有性刺激作用的行为；第三，实施含性活动意图的直接肉体接触，但未达到性器官接触的程度（否则其性质将变成奸淫幼女和猥亵儿童），或儿童被强迫和被诱导进行性展示、性表演等性的活动。根据新《刑法》规定，可以将性辱虐、猥亵儿童行为和奸淫幼女统称为儿童性侵害。

从保护儿童身心发育的角度考虑，女性可能不仅是其他男性侵害者的协助者，也可能成为辱虐、猥亵儿童和奸淫儿童的具体侵害者。如果将来刑法采信女性也可能成为性侵犯的主体，还采信同性性侵犯为犯罪的话，那么成年女性对儿童（按照现有刑法条款的年龄界定为14周岁以下）的性器官的接触，也属于“奸淫儿童”行为。

2. 儿童性侵害的受害者

大多数受害的儿童在8～12岁，受侵害者一般女孩多于男孩。女孩多受家庭成员的虐待，发生年龄偏大。男孩常常受家庭以外的人员虐待，发生年龄偏小。从年龄特征来看，儿童受害高峰在幼儿期和10～14岁。男孩和女孩遭受性侵害的概率相当，但是近年来才有研究者开始注意到对男孩的性侵害。

3. 儿童性侵害的施害者及性侵害方式

儿童性侵害的侵害者包括家庭成员、亲属、家庭朋友或陌生人，侵害者可能是任何成人，也可以是比受侵害儿童年龄稍大的其他青少年。最可能对女孩进行性侵害的施害者是继父，最可能对男孩实施性侵害的施害者是没有亲属关系的男性。

侵害的方式有性辱虐、猥亵儿童和奸淫幼女等所界定的所有方式。女孩被性侵害的方式多为性抚弄和性交，男孩的方式多为阴茎－肛门性交。侵害的过程可能涉及暴力或者以暴力要挟、施压、操纵等。

4. 儿童性侵害的分类

儿童性侵害一般可根据亲属关系分为以下几类：家族内性侵害（intrafamilial abuse），即被有血缘关系的人和有继亲属关系的人所施行的性侵害；家族外性侵害

(extrafamilial abuse)，即被没有亲属关系的人所施行的性侵害；非恋童型性侵害(nonpedophilie abuse)，即成年人跟儿童的非性动机的性接触。最主要的非性动机是对权力和柔情的欲求。

（二）儿童性侵害的影响

大量研究证明了家族内和家族外的性侵害都会对儿童造成许多相同的不良影响，这些不良影响包括对儿童的初期影响和长期影响。

1. 初期影响

性侵害的初期影响发生于性侵害事件后的2年内。典型的影响包括以下几种：

(1) 感情：恐惧、愤怒、脾气暴躁、抑郁、敌意、内疚和羞耻感。

(2) 身体：失眠、进食习惯改变、怀孕和感染性传播疾病。

(3) 性生活：公开性自慰、沉湎性事、暴露生殖器，以及频繁且随便地跟他人发生性行为。

(4) 社会生活：学习困难、逃学、离家出走，以及曾遭性侵害的青少年早婚。

2. 长期影响

儿童性侵害的初期影响有可能随着时间推移而有所恢复，但是仍可能在受害者成年后留下长久的伤痕，其出现心理、身体和性问题的概率往往比儿童期无性侵害经历的人高很多。童年遭受的性侵害，可能使一些女性更容易在约会中陷于侵害型的性关系。具体而言，儿童性侵害的长期影响包括以下几点：

(1) 抑郁倾向：这个征候在童年曾被性侵害的成年人中报告最多。

(2) 自我毁灭倾向：有自杀念头、试图自杀。

(3) 身体失调和精神分裂：饮食异常（厌食症或贪食症）、焦虑和紧张、神不守舍、灵魂出窍的体验、觉得事物不真实的感觉。

(4) 负面的自我观：自卑、孤独和异化的感觉。

(5) 人际关系障碍：与两性交往困难，与父母交流困难，跟自己的孩子交流困难，难以信任他人。

(6) 再次受害：童年曾被性侵害的女性更容易受强奸和婚内暴力的伤害。

(7) 性障碍：指曾遭性侵害的人难以放松地享受性活动，或是指他们避免性行为，性欲低下，没有性高潮。

3. 性侵害创伤

美国哈佛大学伤害控制研究中心学者安杰拉·布朗（Angela Browne）和美国新罕布什尔大学社会学的儿童虐待问题研究专家戴维·芬克尔霍（David Finkel-hor）提出性侵害创伤模型，此模型包括创伤后性化、背叛、无力感以及烙印四个部分。该模型认为儿童性侵害的后果可能包括一种创伤后的动能，它会影响儿童应对世界的能力。这些后果不仅会在儿童时期影响性侵害的受害者，也会在成年以后继续对他们造成影响。

(1) 创伤后性化：创伤后性化（traumatic sexualization）是指受过性侵害的儿童发展出不恰当的性象，因而出现人际交往障碍的过程。受性创伤的儿童对自己的性象感到迷惑，而且不恰当地将某些情感与性活动联系起来，一种较为常见的困惑是相信性可以换得爱；或是学到不恰当的性行为，比如操纵成年人的生殖器以求取感情。当受过性侵害的儿童长大成人，受侵害的记忆仍可能时常被唤起，他们可能会经历性功能困难，并对自己的身体产生负面影响。

（2）背叛：当性侵害发生后，儿童可能因为家人没有保护他们免于性侵害，或是发现自己被人利用、操纵或伤害，而产生一种遭人背叛的感觉。受过性侵害的儿童成年后可能会经历抑郁，部分原因是信赖的人背叛自己而带来很大的悲伤，在很大程度上影响了他们的心理健康从而造成抑郁；可能难以相信他人或产生恢复信任的深度需求，因而变得极端依赖他人。对青少年而言，叛逆的、为非作歹的行为可能是一种保护自己免受更多背叛的方式。愤怒可能表现为报复，而不信任则可能表现为离群和避免亲密关系。

（3）无力感：当儿童的身体和私人空间被违背意愿而侵犯的时候，他们会产生强烈的无力感。如果性侵害事件再次发生，这种无力感会增强。某些受害者还可能会试图通过控制或者支配他人，来克服自己先前的无力感。在成年时期，当人感到处事能力被削弱、不能应付某些事情的时候，无力感可能表现为恐惧或焦虑。这种无力感会使受害者感到自己无法避免将来可能发生的伤害，可能与受害者抑郁和绝望的高发有关。也可能导致因强奸或婚内暴力所造成的脆弱感增强或再次受害。

（4）烙印：这是以多种方式实现的一个过程，是指遭到性侵害的儿童经历了随之而来的内疚和羞耻，然后将这些感觉内化的整个过程。烙印的方式主要包括侵害者通过行为隐秘地传达给儿童一种羞耻感，或是把责任直接推卸给儿童。如果侵害者强迫儿童对性侵害事实保密，儿童也可能将羞耻和内疚的感觉内在化。当儿童事先知道家人或社群认为这样的行为是不正常的时候，其认知也可能促使烙印的形成。成年后，受过性侵害的人对这段经历可能感到极度内疚或羞耻从而缺乏自尊心。

（三）儿童性侵害的防范

在中国，儿童性侵害还没有被纳入家庭和学校的教育计划，社会尚没有建立一个有效的机制来防范儿童性侵害事件的发生，而是主要靠家长和老师平时的引导。在社会、学校、家庭“三位一体”的儿童防护网络建立之前，采取个别和小组教育方式帮助儿童学会自我保护对策是非常必要的。

通过系统或随机的性教育，教会孩子认识自己的身体。告诉他们胸部、乳房、外阴等这些部位是自己的隐私，自己的身体不能随便被人触摸，使他们明白自己才是自己身体的主人。如果有人触摸了自己，要及时地告诉家长和老师，敢于对性侵害说“不”。家长或老师要帮助儿童回避可能受到侵害的环境。当遇到性侵害事件时，请他们想办法尽快离开现场，并报告家长和老师。遭遇危险时要想办法跑到派出所、公安局或其他人多的地方。

（四）受性侵害儿童的救助

儿童遭受性侵害，家长是极其痛心的。家长和老师应该正视现实，保持冷静，妥善处理，不可“乱了方寸”或做出过激反应，更不能责骂和惩罚，否则只会进一步伤害儿童。受性侵害儿童一般不会主动承认受侵害事实，不敢向父母讲出实情，担心失去父母的爱；而且侵害者总会恐吓儿童不准透露，保守秘密，往往只在性质严重时才被人发现。因此，在救助受性侵害儿童的时候，应格外注意方式、方法。

1. 救助原则

(1) 及时对受害儿童进行特别保护，父母要避开他人单独与儿童沟通，支持和鼓励儿童坦述事实经过；尽量使儿童相信你是富于同情心、善解人意、能为其提供帮助的亲人，这样儿童才会愿意与你沟通和交流，说出真相和内心感受。

(2) 安抚和解除受害儿童的紧张和不安情绪，以免其再度受到伤害或心理创伤加深；明确告诉儿童受到伤害并不是自己的过错，让他们不必过于内疚和自责。

(3) 及时向有关部门及机构报告。

(4) 及时带儿童到医院接受身体检查和治疗。

(5) 咨询心理专家和律师，获得他们的心理咨询和法律援助。

2. 医疗救助

医护人员应对儿童可能遭受的性伤害保持警觉。经常处理儿童创伤的医护人员遇见儿童性侵害事件的概率较高。但除了一些突发的重大伤害案件外，由于大众尚未能重视此类事件，大部分儿童性侵害事件并未为外人所知；医护人员对身体伤害事件背后所隐含的性伤害未有警觉，使许多案件没有被及时揭发。医务人员在诊治儿童的创伤时，如果能注意到“可疑的外伤事件”，常可发现创伤背后可能隐藏的儿童性侵害事件。

儿童性侵害事件可能是偶发的也可能是长期的侵犯。大部分性侵害行为不造成明显的身体或外部性器官外伤，而且事件的败露时间与性侵害事件实际发生往往存在时间间隔，所以一般问诊或心理学检查的结果不一定可靠。在对受侵害儿童进行医疗救助时，首先，如果事件发生在72小时内，应该马上进行检查。医护人员应该意识到儿童伤害事件背后可能的性伤害，以温和及关怀的态度面对受害儿童，对他们的隐私着重给予尊重和保密。外阴部如有明显的损伤，应详细记录并拍照（以彩照为宜）。会阴部的外伤如果呈对称性，且处女膜破裂，应怀疑阴道有损伤，必要时可麻醉后再进行检查。如果外伤是非对称性，且处女膜完整，可酌情延后检查阴道。其次，在体检时，对所有的证据都要小心保存以留证据，必要时进行法医学物证鉴定。此外，还要检查各种可能的性病并对女童实行紧急避孕措施。最后，对明显的或可疑的性侵害事件，医务人员有责任及时报案。对于明显案件中的儿童性伤害，由公安人员出席医学诊疗现场最为妥当。

（周欢）